四川省社科联科研课题

重庆金阳集团热情支持

巴蜀名医遗珍系列丛书

主编 马烈光

彭宪彰

伤寒六十九论

附：临证六十六案

马烈光 蒋建云 主编

中国中医药出版社

·北 京·

图书在版编目（CIP）数据

彭宪彰伤寒六十九论：附临证六十六案 / 马烈光，蒋建云主编 .
—北京：中国中医药出版社，2016.10(2018.3重印)
（巴蜀名医遗珍系列丛书）
ISBN 978 – 7 – 5132 – 3647 – 8

Ⅰ . ①彭…　Ⅱ . ①马…　②蒋…　Ⅲ . ①《伤寒论》—研究
Ⅳ . ① R222.29

中国版本图书馆 CIP 数据核字（2016）第 225509 号

中国中医药出版社出版

北京市朝阳区北三环东路 28 号易亨大厦 16 层
邮政编码　100013
传真　010 64405750
廊坊市三友印务装订有限公司印刷
各地新华书店经销

开本 880×1230　1/32　印张 7　字数 167 千字
2016 年 10 月第 1 版　2018 年 3 月第 3 次印刷
书号　ISBN 978 – 7 – 5132 – 3647 – 8

定价　39.00 元
网址　www.cptcm.com

社长热线　010 64405720
购书热线　010 64065415　010 64065413
微信服务号　zgzyycbs

书店网址　csln.net/qksd/
官方微博　http：//e.weibo.com/cptcm
淘宝天猫网址　http：//zgzyycbs.tmall.com

《巴蜀名医遗珍系列丛书》编委会

出版者言

《名医遗珍系列》旨在搜集、整理我国近现代著名中医生前遗留的著述、文稿、讲义、医案、医话等等。这些文献资料，有的早年曾经出版、发表过，但如今已难觅其踪；有的仅存稿本、抄本，从未正式刊印、出版；有的则是家传私藏，未曾面世、公开过，可以说都非常稀有、珍贵。从内容看，有研习经典医籍的心悟、发微，有个人学术思想的总结、阐述，有临证经验的记录、提炼，有遣方用药的心得、体会，篇幅都不是很大，但内容丰富多彩，各具特色，有较高的学术和实用价值，足资今人借鉴与传承。

寻找、搜集这些珍贵文献资料是一个艰难、漫长而又快乐的过程。每当我们经过种种曲折得到想要的资料时，都如获至宝，兴奋不已，尤其感动于这些资料拥有者的无私帮助和大力支持。他们大都是名医之后或其门生弟子，不仅和盘托出，而且主动提供相关素材、背景资料，很多人还亲自参与整理、修订。他们的无私品质和高度责任感，也激励、鞭策我们不畏艰难，更加努力。

有道是"巴蜀自古出名医"。巴蜀大地，山川俊秀，物产丰富独特，文化灿烂悠久，不仅群贤毕集，而且名医大家辈出，代有传人，医书诊籍充栋，分量十足，不愧为"中医之乡，中药之库"。因此，我们特别推出《巴蜀名医遗珍系列丛书》，精心汇集了陈达夫、吴棹仙、李斯炽、熊寥笙等16位现代已故巴蜀名医的珍贵遗著、文稿，以展现巴蜀中医的别样风采。尤其值得一提的是，此次由巴蜀名中医马烈光教授亲任主编，年逾九旬的中医泰斗李克光教授担纲主审，确保了这套丛书的高品质和高水平。另外，还有相当部分的巴蜀名医资料正在搜集整理中，会在近期集中出版。

今后，我们还将陆续推出类似的专辑。真诚希望同道和读者朋友提出意见，提供线索，共同把这套书做成无愧于时代的精品、珍品。

中国中医药出版社

2016 年 8 月 4 日

前言

　　自古以来，以重庆为中心所辖地区称为"巴"，以成都为中心的四川地区称为"蜀"，合称"巴蜀"或"西蜀"。隋代卢思道曾云："西蜀称天府，由来擅沃饶。"巴蜀大地，不仅山川雄险幽秀，江河蜿蜒回绕，物产丰富独特，而且文化灿烂悠久，民风淳朴安适，贤才汇聚如云。现代文学家郭沫若曾谓："文宗自古出西蜀。""天府"巴蜀，不仅孕育出了大批横贯古今、闪耀历史星空的大文豪，如汉之司马相如、扬雄，宋之"三苏"等，也让"一生好入名山游"的李白、杜甫等恋栈不舍。

　　更令人惊叹者，巴山蜀水，不仅群贤毕集，复名医辈出，代有传人。早在《山海经》中已有"神医"巫彭、巫咸，其后，汉之涪翁、郭玉，唐之昝殷、杜光庭，宋之唐慎微、史崧，清之唐宗海、张骥、曾懿等，举不胜举。尤其在近现代，名噪一时的中医学家，如沈绍九、郑钦安、萧龙友、蒲辅周、冉雪峰、熊寥笙、李重人、任应秋、杜自明、李斯炽、吴棹仙等，均出自川渝巴蜀。如此众多出类拔萃的中医前辈名宿，其医德、医术、医学著述、临床经验、学术思想及治学方法，都是生长、开放在巴蜀这块大地上的瑰丽奇葩，为我国中医药事业的发展增添了光辉篇章，是一份十分值得珍惜、借鉴和弘扬的、独具特色的宝贵民族文化遗产和精神财富。

"自古巴蜀出名医"，何也？

首先，巴蜀"君王众庶"历来重视国学。巴蜀地区历史文化厚重，广汉三星堆、成都金沙遗址等，不断有考古学新发现揭示着本地文化的悠久。西汉之文翁教化为巴蜀带来了中原的儒道文化，使巴蜀文化渐渐融入了中华文化之中。而汉之司马相如、扬雄之文风，又深深体现着巴蜀文化的独特性。巴蜀人看重国学，文风颇盛，即使在清末民国之初，传统文化横遭蹂躏时，巴蜀仍能以"国学"之名将其保留。另外，蜀人喜爱易学，宋朝理学家程颐就说"易学在蜀"，体现出易学是巴蜀文化的重要特征。"医易同源"，易学在巴蜀的盛行，使巴蜀中医尤易畅晓医理并发挥之。就这样，巴蜀深厚的文化底蕴为生于斯、长于斯的巴蜀中医营造了一块沃土，提供了丰厚的精神濡养。

其次，巴蜀地区中医药资源得天独厚。四川素有"中药之库"的美称。仅药用植物就有 5000 余种，中药材蕴藏量、道地药材种类、重点药材数量等，均居全国第一位。"工欲善其事，必先利其器"，有了丰富的中药材资源，巴蜀中医就有了充足的"利器"，药物信手拈来，临床疗效卓著，医名自然远扬。

最后，巴蜀名山大川众多，风光旖旎，道学兴盛，道教流派颇多，"仙气"氤氲。鲁迅先生曾谓"中国文化的根柢全在道教"，道学、道教与中华文化的形成有着密切的关系，与中医学更具"血肉联系"。于道而言，史有"十道九医"之说；于中医而言，中医"至道"中有很大部分内容直接源于道，不少名医精通道学，或身为道教中人，典型者如晋代葛洪及唐代孙思邈。巴蜀地区，道缘尤深。且不说汉成帝时，成都严君平著《老子注》和《道德真经指归》，使道家学说系统化，对道学发展影响深远。仅就道教名山而言，"蜀国多仙山"，如四川大邑县鹤鸣山为"道教祖庭"，东汉张道陵于此倡"正一盟威之道"，标志着道教的形成；青城山为道教"第五洞天"，至今前山数十座道教宫观完好保留；

峨眉山为道教"第七洞天",今仍保留有诸多道教建筑。四川这种极为浓厚的道学氛围,洵为名医成长之深厚底蕴。

自古巴蜀出名医,后人本应承继其学,发扬光大。然而,即使距今尚近的现代巴蜀名医,其学术经验的发掘整理现状堪忧。有的名医经验濒于失传;有的以前虽然发表、出版过,但如今难觅其踪;间或有一些得以整理问世,也多由名医门人弟子完成,呈散在性,难保其全面、系统、完善。如现代已故巴蜀名医中,成都李斯炽、重庆熊寥笙、达县龚益斋、大邑叶心清、内江黄济川、三台宋鹭冰等,这些医家,虽有个人专著行世,但一直缺乏一套丛书将其学验进行系统汇总与整理。

此外,现有的名医经验整理专著,多将其学术思想和临床经验分册出版,较少赅于一书,全面反映名医的学术特点。而有些名医在生前喜手录医悟、医论与医方、医案,因未得出版,遂留赠门人弟子,几经辗转,终濒临失传。如20多年前去世的名医彭宪彰,虽有《叶氏医案存真疏注》一书于1984年出版,但此书仅为几万字的注解性专著,只反映了彭老在温病学方面的学术成就。而他利用业余时间,手录的大量临床验案，至今未得到全面发掘整理，近于湮没无闻，遑论出版面世。痛夫！这些乃巴蜀杏林的巨大损失！

吾从小跟名师学中医，于20世纪60年代末参加医疗卫生工作，70年代在成都中医学院毕业留校从事医、教、研工作至今。在此期间，与许多现代巴蜀名医熟识，常受其耳提面命和谆谆教诲。几十年来，深感老前辈们理用俱佳，心法独到，临床卓有良效，遗留资料内容丰富多彩，具有颇高的学术和应用价值，若不善加搜集整理，汇总出版，则有绝薪之危。有鉴于此，我们早冀系统搜集整理出版一套现代已故巴蜀名医丛书，这也是巴蜀乃至全国中医界盼望已久的大事。适逢中国中医药出版社亦有此意愿，不谋而合，颇为相惜。此套丛书的出版幸蒙年逾九旬的巴蜀中医泰斗李克光教授垂青、担纲主审，并得到了国家中医药管理局、四川省中医药管理局、重庆市中医药管理局、四川省中医药科学院、成都中医药大学等的政策支撑，以及重庆金阳等企业的资金支持。尚得到不少名医之后或其门生弟子主动提供文献资料和相关素材之鼎力相助，更因成功申报为四川省社科课题而顺利完成了已故巴蜀现代名医存世资料的搜集、整理研究工作。对此，实感幸甚，诚拜致谢！

恰逢由科技部、国家中医药管理局等 15 个部委主办的"第五届中医药现代化国际科技大会"在成都隆重召开及成都中医药大学 60 年华诞之际，双喜临门，盛事"重庆"，愿以是书为贺，昭显巴蜀中医名家近年来的成果，尤可贻飨同道，不亦快哉！

丛书付梓之际，抚稿窃思，前辈心法得传，于弘扬国医，不无小益，理当欣喜；然仍多名医无继，徒呼奈何！若是丛书克竟告慰先贤，启示后学之功，则多年伏案之苦，亦何如也！

纸牍有尽，余绪不绝，胪陈管见，谨作是叙！并拟小诗以纪之：

巴蜀医名千载扬，济赢获安久擅长；

川渝杏林高寿日，岐黄仁术更辉煌。

丛书主编　马烈光

2016 年 8 月于成都中医药大学

内容提要

彭宪彰(1917—1989)，又名德锡，四川省仁寿县人。著名中医内科学家、伤寒大家。出生于中医世家，功底深厚，学验俱丰。擅长治疗内科杂病，辨证灵活，善用经方，每于平凡之中见奇效。其用麻杏石甘汤加减治疗遗尿的经验，被誉为活用经方的典范。

本书作为《巴蜀名医遗珍系列丛书》之一，正篇乃彭老在对《伤寒论》逐字、逐句、逐段、逐条深入研究的基础上，上考《内经》《难经》等经典著作，索本探源，下参历代注家的注解，去粗存精，再结合《金匮要略》的有关条文，并根据个人的学习心得和体会，写成的69篇短文。其中有对历代注家的归纳、评析；有对医家独特见解的演绎、补充；有对伤寒未明意旨的阐释、发挥，语言精练，论述深刻，观点中肯，足资当今借鉴参考。

附篇则遴选了彭老66例临证验案，既有外感热病，也有内伤杂症，资料完整，脉络清晰，尤其是每案的临证思辨部分，引经据典，分析细腻，说理透彻，辨证精准，方药到位，显示出一位临床大家深厚的理论功底和娴熟的临证技巧，值得后学仿效。

序

　　彭宪彰 (1917—1989)，又名德锡，四川省仁寿县人。出生于中医世家，后拜师当地名老中医黄文邦，刻苦学习，短期内即将《伤寒论》《金匮要略》《神农本草经》《长沙方歌括》《医经精义》等书熟读成诵，深得老师器重，为后来在学术上专于伤寒杂病打下了良好基础。1947 年考入四川国医学院，1956 年调入成都中医学院（现成都中医药大学，下同）内科教研组，一直从事中医专业本科《中医基础理论》等课程的教学和临床带教。

　　彭老长期从事中医临床诊疗工作，擅长治疗内科杂病，辨证灵活，师古而不泥古。尤善用经方，并能结合具体情况加减化裁、大胆创新，每于平凡之中见奇效。其用宣肺清热的麻杏石甘汤加减治疗遗尿，说明遗尿也可由肺热郁结，或痰热郁肺伤阴，导致膀胱的开阖失司而成，不仅广开遗尿治疗的思路，更对麻杏石甘汤这一经方的运用做了大胆开拓，被誉为活用经方的典范。此外，用赞化血余汤治疗严重脱发，及对呃逆、久泻、口舌糜烂等久治不愈之症的治疗，都体现出其独到的经验。

　　彭老不仅是伤寒大家，对温病学也研究颇深，惜出版的成果不多。晚年时，将自己对清代温病学家叶天士的研究心得，整理、撰写为《叶氏医案存真疏注》出版，获得了成都中医学院科技成果一等奖。此外，还曾于1983年至1984年间，在《成都中医学院学报》上连载《伤寒六十九论》，可谓一生研究《伤寒论》的经验总结。

20世纪70年代，我们在成都中医学院攻读本科，有幸聆听了彭老讲授的《中医基础理论》《中医内科学》等课程，尔后又曾长期跟随彭老在临床学习，对彭老深厚的理论功底、精准的辨证和举重若轻的治疗十分敬佩。更幸运的是，我们毕业留校后，得以与彭老共事，日日受恩师的耳提面命，对彭老有了更深的了解。因为师生关系极近，彭老晚年时曾赠与我们积累一生心血的手稿。古人授徒以书，不仅示以亲近，更有传衣钵之意，真让我们受宠若惊。其后，一直想找机会将彭老的经验整理总结成书，以彰先师的学术成就。终于，此次借《巴蜀名医遗珍系列丛书》的出版机会，而几十年夙愿得偿，喜之极也！

望通过本书，以窥先师之学术风采，昭医理之精微、医术之法度，彰医道之宪则。书成之时，不揣冒昧，特为是序。

弟子　蒋建云　马烈光

2016年于成都中医药大学

原前言

汉·张仲景所著《伤寒论》这本书，是中医学经典著作当中的一部分，也是学习中医的人不可不读的书籍。不过因为仲师文法精简，意义含蓄很深，初学的人，感觉困难，所以历代以来，对本书注释的已达数百家。各家的注释，虽然对本书均有发明，对后世医生启发不少，惜夫因限于当时的历史条件，导致他们对某些条文的疑难问题，解释意见大多分歧，没有统一的认识，使读者阅注愈多，更茫然无所适从。因此，读《伤寒论》的人，可不研究阅读的方法么？宪彰为了进一步学习《伤寒论》，于是利用业余时间，将新辑宋本《伤寒论》逐字、逐句、逐段、逐条地加以研究、讨论。上考《内经》《难经》等经典著作，索本探源，下参历代注家的注解，去粗存精，再结合《金匮要略》的有关条文，并根据个人的学习心得和体会，选择《伤寒论》的个别条文，写成短篇论文共 69 篇。如历代注家对本论某些条文解释不一致，我便将各种不同的意见加以综合、归纳，用唯物辩证法的观点，进行分析、品评，这样便于读者统一认识。又历代注家对某些条文的解释有独特见解的，我便在他的注释基础上，加以补充和演绎。本文某些原文的意旨，尚未经人道破的，我也毫不保留地将自己的见解表达出来。因此，将拙作命名为《伤寒六十九论》。现将本书初稿缮写，敬献给祖国与人民，冀图对本科教学、临床医生以及初学《伤寒论》的人作参考之用。但是，由于笔者学习中医学不够深入，经验和学识水平有限，错误难免，尚请读者指正。本书稿成以后，承蒙我院李克光、彭履祥、李建民、顾大德、谢永新、陈治恒、李仲愚、张家礼等老师提出宝贵意见，表示衷心感谢！

成都中医学院　彭宪彰

1981 年 9 月 10 日

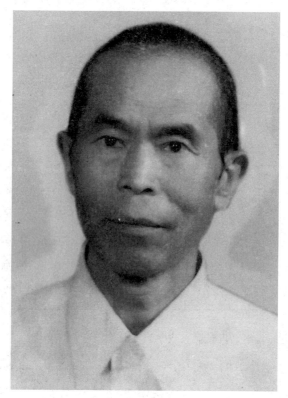

彭宪彰像

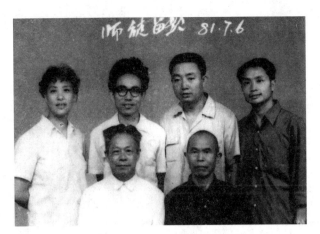

彭宪彰师徒合影

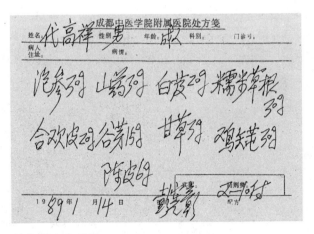

彭宪彰处方手迹

目录

一、太阳病篇

1. 论病有发于阳与发于阴，为本论辨别疾病阴阳的大纲

原文：**病有发热恶寒者，发于阳也；无热恶寒者，发于阴也。（7）**

论：《素问·阴阳应象大论》说："阳胜则热，阴胜则寒。"这两句是《内经》全书辨别疾病阴阳、寒热的大纲。仲师发挥经旨，在本条提出"发热恶寒者，发于阳也；无热恶寒者，发于阴也"为《伤寒论》全部辨别疾病阴阳的总纲领，开后世八纲辨证的先导。

2. 论陈修园"太阳有经之为病，有气之为病"的意义

原文：**太阳之为病，脉浮，头项强痛，而恶寒。（1）**

论：陈修园《伤寒论浅注》对本条解释说："太阳主人身最外一层，有经之为病，有气之为病，主乎外，则脉应之而浮。"陈氏所谓经之为病，即指外界邪气初犯人体太阳经脉的时候，经脉循行受阻所反映出的症状，所以现头项强痛。所谓气之为病，即指外界邪气初犯人体肌表的时候，卫外之阳气被扰所反映出的症状，所以现恶寒。脉浮，是太阳经病和气病共同反映出的脉象。因为邪气侵犯体表，正气向外抗邪，所以脉应手而现浮。然不论太阳经之为病，或气之为病，都先由于人体抵抗力弱，不能适应外界气候的变化所引起。因《灵枢·邪气脏腑病形》说："邪之中人，或中于阴，或中于阳，上下左右，无有恒常……诸阳之会，皆在于面，中人也，方乘虚时及新用力，若饮食汗出，腠理开而中于邪。"从上述一段经文来体会，虽然外界邪气是人体致病的因子，但只要我们加强锻炼身体，并注意预防，尽量不使外界邪气侵入太阳的第

一关，而外界的致病因子，又其奈健康的人体何？

3. 论中风脉缓

原文：太阳病，发热，汗出，恶风，脉缓者，名为中风。（2）

论：本条"脉缓"二字，历代注家，我认为方有执与汪琥的解释比较精当。方氏说："缓，即下文阳浮而阴弱之谓。"（《伤寒论条辨》）汪氏说："脉缓，当作浮缓看。"（见《伤寒论辨证广注》）我同意上述的解释，是因为《难经·五十八难》说："中风之脉，阳浮而滑，阴濡而弱。"《金匮要略·脏腑经络先后病脉证第一》说："风令脉浮。"又本论第一条总纲中已说："太阳之为病，脉浮。"下文第十二条又说："太阳中风，阳浮而阴弱。"可见本条的脉缓，不说浮缓，是为了省文的缘故。下文"脉阴阳俱紧"，不说俱浮紧，也与本条的脉缓同一个意义。

4. 论伤寒脉阴阳俱紧

原文：太阳病，或已发热，或未发热，必恶寒，体痛，呕逆，脉阴阳俱紧者，名为伤寒。（3）

论：历代注家对"脉阴阳俱紧"一句，有两种不同的解释。例如：①柯韵伯："阴阳指浮沉而言，不专指尺寸也。"（见《伤寒论注》）②陈修园："其为脉阴尺阳寸俱紧者……"（见《伤寒论浅注》）以我的管见，古人言脉，有的是以尺寸分阴阳，有的是以浮沉分阴阳。《难经·二难》说："尺寸者，脉之大要会也。从关至尺是尺内，阴之所治也。"《难经·三难》说："关之前者，阳之动也。脉当见九分而浮……关以后者，阴之动也，脉当见一寸而沉。"这便是以尺寸而分的阴阳。又《难经·四难》说："脉有阴阳之法……浮者阳也，沉者阴也，故曰阴阳也。"

这便是以浮沉而分的阴阳。本条所说的阴阳，从本论第一条总纲"太阳之为病，脉浮"以及第 55 条"伤寒脉浮紧"二句来推想，便知道主要是指浮沉而说的。因此，我认为柯氏前注所说，比较正确。但是，本论第六条"脉阴阳俱浮"的阴阳，又是另指尺寸而说了。

又按：陆渊雷《伤寒论今释》对本条解释说："此所谓伤寒，亦非书名《伤寒论》之伤寒……书名《伤寒论》之伤寒是广义的，包括多数急性热病而言；此伤寒是狭义的，亦是外感热病。"陆氏上述本着《难经·五十八难》"伤寒有五"一段的经旨，把伤寒分为广义狭义两种，认为本条的伤寒，即《难经》所说"伤寒有五"之一，属于狭义的。从此可见，本条的"脉阴阳俱紧"，正是《难经·五十八难》"伤寒之脉，阴阳俱盛而紧涩"的译文。可是山田正珍反说"阴阳俱三字，王叔和所掺入，宜删。"（见《伤寒论集成》本条注）这几句话，似宜商榷。

5. 论太阳病，脉数急者为传

原文：伤寒一日，太阳受之，脉若静者，为不传；颇欲吐，若躁烦，脉数急者，为传也。（4）

论：历代注家对本条"传"字的解释，有两种不同的意见。例如，①陈修园："颇欲吐者，即少阴欲吐不吐之见证，若兼见足少阴之躁，手少阴之烦，诊其脉数急而不安静者，乃病太阳之气，中见少阴之化，为传也。"（《伤寒论浅注》本条注）②承淡盦："脉浮病在阳，故曰不传。如脉中带数，则病已趋入阳明；如浮中带急，急者如张弓弦，则病已趋入少阳，故曰传也。"（《伤寒论新注》）

以我的管见，以上两种解释，都可以做我们的参考。因为病在太阳的时候，从循经传来说，它可以传入阳明；从越经传来说，它可以传入少阳；从太阳与少阴相表里来说，它又可以传入少阴。仲师在本条没有指明病已传到某经，这是教后世医生，必须临时结合本经的证候群来决定的缘故。

6. 论温病提纲不说脉象，而对风温病说脉阴阳俱浮

原文：太阳病，发热而渴，不恶寒者为温病。若发汗已，身灼热者，名风温。风温为病，脉阴阳俱浮，自汗出，身重，多眠睡，鼻息必鼾，语言难出。若被下者，小便不利，直视失溲。若被火者，微发黄色，剧则如惊痫，时瘛疭。若火熏之，一逆尚引日，再逆促命期。（6）

论：仲师在太阳篇里立风、寒、温三项为提纲，前面的中风、伤寒两个提纲里，都举出了脉象以指示后人，为什么本条温病提纲里独不说脉象，而在"风温为病"一句后，又举出"脉阴阳俱浮"呢？以我的管见，从仲师自序中所说"撰用《素问》《九卷》《八十一难》"来理解，书名《伤寒论》的伤寒，即《难经·五十八难》"伤寒有五"的伤寒。太阳篇立风、寒、温三提纲，也正是发挥《难经·五十八难》的经旨。所以对前面的中风说"脉缓"，似即《难经》"中风之脉，阳浮而滑，阴濡而弱"的意思；对前面的伤寒说"脉阴阳俱紧"，似即《难经》"伤寒之脉，阴阳俱盛而紧涩"的意思；对本条的温病不说脉象，又似《难经·五十八难》所说"温病之脉，行在诸经，不知何经之动也，各随其经所在而取之"的意思。这是因为仲师当时治温病，仍从六经辨证的缘故。况且温病的病情变化较快，于中风、伤寒不同，难以一定的脉象印定人的眼目，所以仲师独于温病提纲中不举出脉象。又因为本条的风温、湿温病误治后的坏证，于后世医家所说的外感风温不同，它的热证当更重于温病。例如身灼热，重于温病的发热；自汗出，身重，多眠睡，鼻息必鼾，语言难出，重于温病的口渴。见到它的证和脉，与热病没有多大的区别，所以仲师在本条提出"风温为病，脉阴阳俱浮"。脉阴阳俱浮，似即《难经·五十八难》"热病之脉，阴阳俱浮，浮之而滑，沉之散涩"的意思。从此可见，本条的"阴阳"二字，当是指尺寸而说，与本论第三条"脉阴阳俱紧"的阴阳，是指浮沉，不专指尺寸，两个意义就有所不同了。

7. 论太阳病，汗、吐、下、温针后造成坏证的处理

原文：太阳病三日，已发汗，若吐、若下、若温针，仍不解者，此为坏病，桂枝不中与之也。观其脉证，知犯何逆，随证治之。（16）

论：历代医家对本条的"不中"二字解释不一。例如，方有执："不中犹言不当也。"（《伤寒论条辨》本条注）浅田栗园："不中犹云不得。"（《伤寒论识》本条注）

我考《辞源》："中，竹凤切，去、送韵……十三：矢著目标曰中。《孟子万章下》：'其中非尔力也。'引申之，凡如愿以偿皆曰中……十六：合格。科举时代考试及第，谓之中式。不合用，亦曰不中用。《史记·秦始皇纪》三五年'吾前收天下之书，不中用者尽去之'。"又考《辞海》："中，竹用切，送韵。一、矢至的也……二、合也。《左传》定元年'未尝不中吾志也'。按前代科举时代称中式，言合程式也。俗云不中意，不中选，均有合之意。"综上所述，可见本条的"不中"二字，似当作"不中的"解，也就是说用桂枝汤给病人吃已不中肯的意思。又可以作"不合"解，说用桂枝汤给病人吃已不合格、不合用、不合适的意思。因此，我认为方氏与浅田氏的解释，只供参考罢了。

又本条的"不中"，与下文第 17 条"若酒客病，不可与桂枝汤"的

"不可"，语气大有轻重之别。"不可"是绝对语，有禁止的意思。本条虽然说桂枝汤不中与，但是还可以用桂枝汤加减治疗。例如"太阳病发汗，遂漏不止……桂枝加附子汤主之"（见本论第20条）"太阳病，下之后，脉促胸满者，桂枝去芍药汤主之"（见本论第21条）"伤寒脉浮，医以火迫劫之，亡阳，必惊狂，起卧不安者，桂枝去芍药加蜀漆牡蛎龙骨救逆汤主之"（见本论第112条）"烧针令其汗，针处被寒，核起而赤者，必发奔豚，气从少腹上冲心者……与桂枝加桂汤更加桂二两"（见本论第117条）。从上述可见，太阳病，经汗、吐、下、温针后所造成的坏证，虽然用桂枝汤不合格，但假如根据脉证，可以用桂枝汤加减治疗而救逆的，仍然还是用它。

又本条末"观其脉证，知犯何逆，随证治之"一段话，前两句，是教人对于具体的事物作具体的分析；末句是教人对不同质的矛盾，只有用不同的方法才能解决。

8. 论酒客中风，不可与桂枝汤
原文：若酒客病，不可与桂枝汤，得之则呕，以酒客不喜甘故也。（17）

论：仲师在前面第16条说"桂枝本为解肌"，主要针对第12条"太阳中风"以言其常，是教医生治病的原则性；对本条酒客中风说"不可与桂枝汤"，是言其变，也就是教医生治病的灵活性。所以医生治病，不但要掌握原则性，更重要的是掌握灵活性。

9. 论喘家兼中风的治法
原文：喘家，作桂枝汤，加厚朴杏子佳。（18）

论：本条用桂枝汤治中风，即着重于捉住主要矛盾；另加厚朴、杏仁兼治宿喘，因宿喘是次要矛盾，所以放它在次要地位。由此可见，《金匮要略·脏腑经络先后病脉证》所说："夫病痼疾，加以卒病，当先治其卒病，后乃治其痼疾也。"先后二字，应当活看。不一定先将卒病治好以后，才治痼疾，即一个处方中，药分主次，将卒病放在前面的主要地位，用主药来治卒病，也可以叫做先治；将痼疾放在后面的次要地位，用次药来兼顾治疗它，也可以叫做后治。本条用桂枝汤加厚朴、杏子的治疗法则，即类似这样的。

10. 论误与桂枝汤的后患

原文：凡服桂枝汤吐者，其后必吐脓血也。（19）

论：历代注家，对本条原文有两种意见。同意是仲师的原文，并顺文解释较精的，要推柯韵伯为代表；不同意是仲师原文的，要以浅田栗园为代表。兹引其注释如下：①柯韵伯："桂枝汤不特酒客当禁，凡热淫于内者，用甘温辛热以助其阳，不能解肌，反能涌越，热势所过，致伤阳络，则吐脓血可必也。所谓桂枝下咽，阳盛则毙者以此。"（见《伤寒论注》本条注）②浅田栗园："以上六条，皆为桂枝汤例。盖后二条，似后人之所追论。"（见《伤寒论识》本条注）

我读本论，深感仲师的文法井然有序，往往寓有正反两面的意思。例如从第11条论辨别疾病寒热的真假以后，第12.13.14条，都是用"主之"二字，说明是桂枝汤的正治法，是仲师教人必须知道正的一面；从此以下，对桂枝汤说"不得与"的有一，"不中与"的有一，"不可与"的有二，又是仲师教人必须知道有相反的一面。前几条虽然已经论述了桂枝汤的禁忌证，但是仲师犹恐意尚未尽，因而在本条又冠"凡"字，以叮咛二句。"凡"是概括的词语，意思是说凡是服桂枝汤而呕吐的，都必须注意。这种病一定不受辛甘、温的药品，因甘能壅满，辛与温都足以伤津，严重的，进一步可以造成吐脓血。况且《金匮要略·肺痿肺痈咳嗽上气病脉证治》有"热之所过，血为之凝滞，蓄结痈脓"等句，可为明证。因此，我认为本条不但为酒客病申明得桂枝汤则呕，就是一切内有蓄热、湿热和疮疡等病，也完全包括在内。所以我同意柯氏前面的解释，而浅田氏所说，恐未必然吧！

11. 论桂枝加附子汤证

原文：太阳病发汗，遂漏不止，其人恶风，小便难，四肢微急，难以屈伸者，桂枝加附子汤主之。（20）

按：历代医家，对本条解释，有两种不同的意见。例如：陈修园："太阳病，固当汗之，若不取微似有汗，为发汗太过，遂漏不止，前云'如水流漓，病必不除'，故其人恶风，犹然不去，汗涣于表，津竭于里，故小便难；四肢为诸阳之本，不得阳气以养之，故微急，且至难以屈伸者，此因大汗以亡阳，因亡阳以脱液，必以桂枝加附子汤主之。"（《伤寒论浅注》本条注）唐宗海："浅注解小便难，为津液竭，不知下文所谓'证象阳旦，按法治之而增剧'者，乃为津液竭。此条正是阳旦证，此桂枝加附子汤，即是阳旦汤，正是招补亡阳，非救其阴也。四肢微急，难以屈伸，亦是诸寒收引，故当用桂枝附子，与下文两胫拘急不同。下文两胫拘急，是阴液不养其筋，故用白芍甘草汤。观下文证象阳旦者，为津液竭，即知此条是阳气亡，非阴液竭也。"（《伤寒论浅注补正》本条注）

以我的管见，上述两种解释，说理都通。不过我认为陈氏的解释较唐氏为优。因为阴阳互根，双方是互相依存，关系最为密切。《素问·阴阳应象大论篇》说："阴在内，阳之守也；阳在外，阴之使也。"可为明证。本条的太阳病，因发汗过多，必然会导致卫阳虚而恶风；卫阳虚，皮毛不固，汗多，也必然会导致体内的阴液不足，而现小便难，四肢微急。仲师治以桂枝附子汤，以扶阳固表为主的原因，因固阳便可以止汗，止汗便可以救阴液，这便是治病必求于本的道理。何况本方辛甘温的药中，配有酸甘化阴的芍药、甘草，也可以兼益阴液。所以我同意前面第一种解释。

12. 论桂枝汤后病邪未解的治法

原文：服桂枝汤，大汗出，脉洪大者，与桂枝汤，如前法。若形如疟，日再发者，汗出必解，宜桂枝二麻黄一汤。（25）

按：仲师治病，有舍证从脉与舍脉从证两种方法。例如本论第92条"病发热头痛，脉反沉，若不瘥，身体疼痛，当救其里，宜四逆汤"，这便是舍证从脉；本条"服桂枝汤，大汗出，脉洪大者，与桂枝汤，如前法"，这便是舍脉从证。至于症状如疟，一日再发的，用桂枝二麻黄一汤，是因为根据病情，汗后不当更汗，而外邪没有解除，又不可不汗，所以才采用桂枝二麻黄一汤的折中办法。总的说来，都是用不同的办法去解决不同的矛盾。

13. 论桂枝去芍药汤留桂枝去芍药与桂枝去桂加茯苓白术汤留芍药去桂枝

原文：太阳病，下之后，脉促胸满者，桂枝去芍药汤主之。（21）

服桂枝汤，或下之，仍头项强痛，翕翕发热，无汗，心下满微痛，小便不利者，桂枝去桂加茯苓白术汤主之。（28）

论：本论第 21 条与第 28 条，同是服了下药后的病变，前条的证有胸满，后条的证是心下满，前条留桂枝去芍药，后条留芍药去桂枝，其理由何在？因前条是太阳病，经误下后，表邪乘虚内陷而成胸满，桂枝辛甘，宣通阳气，所以必留；芍药酸寒，敛气收阴，所以必去。后条是太阳病，经汗下后，外仍有发热无汗的表证，内又有心下满、微痛、小便不利的水饮，桂枝是无汗的禁品，所以必去；芍药能利小便，且能缓中止痛，所以必留。再读本论第 40 条小青龙汤治伤寒表不解，心下有水气，尚且不去芍药，那么，本方不去芍药，对于心下满，又有何妨？

14. 论太阳与阳明合病的治法

原文：太阳与阳明合病者，必自下利，葛根汤主之。（32）

太阳与阳明合病，不下利，但呕者，葛根加半夏汤主之。（33）

论：前条太阳与阳明合病，本由太阳的表邪郁闭，影响到肠而成下利。因此，太阳的表邪是主要矛盾，阳明的下利是次要矛盾。用葛根汤治疗本证，虽然是以解太阳的表邪为主，解决主要矛盾，然葛根的作用，不但能解肌发汗，且能升阳明清气，一物而两擅其长。可见本方治太阳阳明合病，自下利，着重解决主要矛盾，其实也兼顾了次要矛盾。

又按：《素问·标本病传论》说："先寒而后生病者治其本……先病而后泄者治其本。"又《素问·至真要大论》说："从外之内者治其外。"从上述两段经文来看，太阳与阳明合病，前条虽伴有下利，后条虽伴有呕逆，但是都用葛根汤发表散邪为主，或用药以兼顾其里，说明还是本着《内经》所谓"治病必求于本"的意思。

15. 论第 41 条 "小青龙汤主之"

原文：伤寒，心下有水气，咳而微喘，发热不渴，服汤已，渴者，此寒去欲解也。小青龙汤主之。（41）

论：历代医家对本条"小青龙汤主之"一句，有两种不同类型的解释。例如：《医宗金鉴》："'小青龙汤主之'六字，当在'发热不渴'之下，始与'服汤已，渴者'之文义相属。岂有寒去欲解，而更服小青龙汤之理乎？"周禹载："服小青龙汤反渴者，寒饮与热邪未散，津液未复也，更宜小青龙汤治之。"（《伤寒论三注》本条注）

以我的管见，对本条原文解释，应当结合《金匮要略方论》原文来分析，以证实谁是谁非。《金匮要略方论·呕吐哕下利病脉证治》说："先呕却渴者，此为欲解……呕家本渴，今反不渴者，以心下有支饮故也，此属支饮。"从上述一段经文分析，可见本条"咳而微喘，发热不渴"是由于心下有水气，与《金匮要略方论》"今反不渴者，心下有支饮"的意思同。本条"服汤已，渴者"与《金匮要略方论》"先呕却渴者，此为欲解"同意。虽然小青龙汤的重证，也有由于水气不化而渴的，然而是渴不喜饮，可从问诊而得知。况且这种渴不是小青龙汤的主症，所以仲师将渴证列在前面第 40 条的或然症里。从此可见，如果以经解经，前面第一种意见，比较正确。

16. 论衄血可汗与不可汗

原文：伤寒脉浮紧，不发汗，因致衄者，麻黄汤主之。（55）

衄家，不可发汗，汗出必额上陷，脉急紧，直视不能眴，不得眠。（86）

论：本论第 55 条与第 86 条同有衄血的证，前条主以麻黄汤，后条又说不可发汗，其意义有什么不同？因为前条说"伤寒脉浮紧"是指新病的患者，衄血的原因，是由于不发汗所致，所以必须用麻黄汤发汗，汗出邪散，衄血自止，这便是《灵枢·营卫生会》所说"夺汗者无血"的意思。后条说"衄家不可发汗"，衄家是指平素经常衄血的病人，这种人，阴血亏虚，如果再被汗劫，势必造成如本条原文所说的不良后果。这便是《灵枢·营卫生会》所说"夫血之与气，异名同类……故夺血者无汗"的意思。

17. 论汗后伤及荣血，身疼痛的治法

原文：发汗后，身疼痛，脉沉迟者，桂枝加芍药生姜各一两人参三两新加汤主之。(62)

论：《灵枢·本藏》说："经脉者，所以行血气而营阴阳、濡筋骨、利关节者也。"又《灵枢·营卫生会》说："夺汗者无血。"本条发汗后，身疼痛，脉沉迟，说明是由于发汗后伤了荣血，经脉空虚，血气不行，不能濡养筋骨、通利关节所致。因为心主血，汗又为心之液，汗和血同源异流。汗后伤了荣血，经脉失去濡养，所以现一身疼痛。仲师用新加汤调和荣卫，兼养血生津，即《素问·调经论》"病在脉，调之血"的意思。也是因为不同质的矛盾，只有用不同的方法才能解决。

18. 论发汗后，脾气伤而成的腹满

原文：发汗后，腹胀满者，厚朴生姜半夏甘草人参汤主之。(66)

论：本条因汗后脾气受伤而成腹满，即《素问·阴阳应象大论》"浊气在上，则生䐜胀"的意思。用厚朴生姜半夏甘草人参汤以扶中消满，正是标本兼治的方剂。

《金匮要略方论·腹满寒疝宿食病脉证治》说："病者腹满，按之不

痛为虚，痛者为实，可下之。"又说："腹满时减，复如故，此为寒，当与温药。"又说："腹满不减，减不足言，当须下之，宜大承气汤。"基于上述，可想而知本条由于汗后伤了脾气，脾不健运，气滞而成的腹满，按之必不痛，胀满也有时减轻，与按之痛和胀满不减的实证，大有区别。所以应当用厚朴生姜半夏甘草人参汤的温运法，不应当用承气汤的攻下法。

19. 论茯苓桂枝白术甘草汤证

原文：伤寒若吐若下后，心下逆满，气上冲胸，起则头眩，脉沉紧，发汗则动经，身为振振摇者，茯苓桂枝白术甘草汤主之。（67）

论：历代注家，对本条有两种不同类型的解释。例如：①张拱端："吐下，是胃家直受，过与不当，皆能伤胃……脾胃本气，相需为用。胃阳以吐下受伤，不能化脾之湿，是以湿成水饮。心下逆满，饮涌于膈也；气上冲胸，起则头眩，水气上泛也。'脉沉紧'三字，是承上启下，为过渡之文。可见沉脉主里，紧为有饮裹刺，与浮紧寒在外裹刺，大有区别。不当发汗，若误发汗，则又伤卫阳，内动膀胱寒水而动经，身为振振摇之证作矣……师取茯苓之渗，白术之燥，甘草之补，奠中土而却饮邪；桂枝引心火下交以化寒水，则吐、下、汗之坏证，一并而愈。"（《伤寒会参》本条注）②丹波元坚："愚谓此条止脉沉紧，即此汤所主，是若吐若下，胃虚饮动致之。倘更发汗，伤其表阳，则变为动经，而身振振摇，是与'身瞤动振振欲擗地'相同，即真武所主也。盖此当为两截看，稍与倒装法类似。"（见《伤寒论述义》卷四"饮邪搏聚"）

以我的管见，从仲师的文法来分析，本条的原文，从"伤寒若吐若下后"起，一直到"者"字止，文气联贯，非常紧密，只不过首句是述本条的病因；"心下逆满"到"脉沉紧"止，是述本条的主症；"发汗则动经，身为振振摇者"，是述本条的附加症罢了。总之，是以茯苓桂枝白术甘草汤主之。它的文法与本论第41条、第46条的真正倒装笔，大有区别。因此，我同意前面第一种解释。

20. 论发汗后，以恶寒与恶热而辨虚实

原文：发汗后，恶寒者，虚故也；不恶寒，但热者，实也，当和胃气，与调胃承气汤。（70）

论：本条"发汗后，恶寒者，虚故也"一段，似承本论第68条芍药甘草附子汤证而说的；"不恶寒，但热者，实也……"一段，似与本论第185条"本太阳初得病时，发其汗，汗先出不彻，因转属阳明也"，以及第248条"太阳病三日，发汗不解，蒸蒸发热者，属胃也，调胃承气汤主之"相照应。再进一步分析，本条尚与本论第7条互相照应。因第7条有"病有发热恶寒者，发于阳也；无热恶寒者，发于阴也"，这是在太阳开始患病，未经发汗以前，教人以有热无热分辨阴阳的法则；本条是在太阳病发汗以后，教人以恶寒与恶热分辨虚实的法则。因此，我体会本论第7条是辨别疾病阴阳的大纲，第11条是辨别疾病寒热真假的大纲，而本条又是辨别疾病虚实的大纲。这三条，可能即后世医生八纲辨证的开路先锋。

21. 论栀子厚朴汤证

原文：伤寒下后，心烦腹满，卧起不安者，栀子厚朴汤主之。（79）

论：历代注家，对本条原文有三种不同的解释。例如：①陈修园："伤寒下后，多属虚寒，然亦有邪热留于心腹胃而为实热证者。热乘于

心，则心恶热而烦；热陷于腹，则腹不通而满；热留于胃，则胃不和而卧起不安者，以栀子厚朴汤主之。"（《伤寒论浅注》本条注）②柯韵伯："心烦则难卧，腹满则难起，起卧不安，是心移热于胃，与反复颠倒之虚烦不同。"（《伤寒论注》本条注）③曹颖甫："借如伤寒下后，心烦腹满，卧起不安，则为湿热余邪留于肠胃，郁热上薄心脏，则心烦；湿与热壅阻于腹部，欲下行而不得，故卧起不安。"（《伤寒金匮发微合刊》本条注）

　　上述三种解释，理论都通。不过我对第一种解释，认为分析病机欠明，似嫌笼统；第二种解释，似倒因为果；第三种解释，对病机分析，非常明白，并已分清主要矛盾在肠胃，次要矛盾在心脏，如果再从本方药物的配伍来分析，用厚朴四两，枳实四枚，二味量重以消胀；用栀子十四枚，一味量少以止心烦。故我认为第三种曹氏所解释的，比较正确。

　　本条用栀子厚朴汤以治心烦腹满，即《素问·阴阳应象大论》所说"中满者，写之于内"的意思。注："写"与"泻"同。

22. 论汗家重发汗所引起的后患

原文：汗家，重发汗，必恍惚心乱，小便已阴疼，与禹余粮丸。（88）

　　论：历代注家，对本条解释甚精的，首推汪琥。汪氏说："心主血，汗者心之液，平素多汗之家，心虚血少可知。重发其汗，必恍惚心乱，乃心液亡，而神气浮越也。小便已，阴疼者，小肠为心之府，心脏虚，而府中津液亦告竭也。"（见《伤寒论辨证广注》本条注）

　　我再补充的是，小肠是心的府，为什么心脏虚而府中的津液告竭会引起小便已，阴疼呢？因为小肠与膀胱同处下焦，小肠又"主液所生病"（《灵枢·经脉》）又《素问·气厥论》说："膀胱移热于小肠，鬲肠不便，上为口糜。"膀胱既能移热到小肠引起病变，而小肠的液少，自然也会移热到膀胱，引起小便已，阴疼。

23. 论汗下先后缓急的治疗原则

原文：**本发汗，而复下之，此为逆也；若先发汗，治不为逆。本先下之，而反汗之，为逆；若先下之，治不为逆。（90）**

按：本条当分作两截读。前半截，即《灵枢·五色》"其病生于阳者，先治其外，后治其内，反者益甚"的译文。后半截，即《灵枢·五色》"病生于内者，先治其阴，后治其阳，反者益甚"的译文。本条提出两个"先"字，正是教人先解决主要矛盾的意思；提出一个"复"字与"反"字，正是责人不应当先解决次要矛盾的意思。如果先解决次要矛盾，是治不得法，所以叫做"逆"。

24. 论表证脉反沉者，当舍证从脉，用四逆汤救里

原文：**病发热头痛，脉反沉，若不瘥，身体疼痛，当救其里，宜四逆汤。（92）**

论：本条的脉证，用四逆汤以救里，即《素问·至真要大论》所说"从内之外者调其内"以及"从内之外而盛于外者，先调其内而后治其外"的意思。至于本条所以必用四逆汤救里的原因，犹如战争的目的不是别的，就是保存自己，消灭敌人。医生治病，与战争一样，也是为了保存患者，消灭疾病。治病的方法，不外祛邪与扶正。祛邪同乎战争中的进攻手段，扶正又同乎战争中的防御手段。祛邪虽然是为了直接消灭疾病，但也是为了保存患者；扶正虽然是直接为了保存患者，但同时

也是辅助祛邪或准备转入祛邪的一种手段。本条病发热、头痛，如果脉现浮而有力，便知道是太阳邪正俱盛之证，当直接发汗祛邪，就可以达到消灭疾病的目的；今反见脉沉，便露出少阴里虚的现象。因为太阳底面，就是少阴，正气不足，只是祛邪，有什么益处？所以仲师暂舍祛邪的方法，而用四逆汤扶正救里，直接保存患者，其实也就是充分准备转入祛邪的阶段，以达到消灭疾病的目的。

25. 论太阳病未解，脉阴阳俱停，亦即但阳脉微、阴脉微的道理

原文：太阳病未解，脉阴阳俱停，必先振栗汗出而解。但阳脉微者，先汗出而解；但阴脉微者，下之而解。若欲下之，宜调胃承气汤主之。（94）

论：本条当分作三截读，从"太阳病未解"起，到"必先振慄汗出而解"止，为一截；从"但阳脉微者"起，到"下之而解"止，为一截；"若欲下之"以下，又为一截。前一截，说病人体虚，一定要先发生战汗，而邪气才能解散，即许叔微所谓："有时两手忽无脉，恰似重阴欲雨时。"（《伤寒百证歌》）又陶条庵所谓："又有伤寒病至六七日以来，别无刑克证候，或昏沉冒昧，不知人事，六脉俱静，或至无脉，此欲正汗也。"（《伤寒六书》）第二截，即《伤寒论·辨脉法》"阴脉不足，阳往从之；阳脉不足，阴往乘之"的互文。也就是《难经·五十八难》"阳虚阴盛，汗出而愈，下之即死；阳盛阴虚，汗出而死，下之而愈"的意思。仲师对本条除立调胃承气汤以外，其他虽没有立方，我们在临证的时候，可以根据具体病情，辨证施治。至于本条"脉阴阳俱停"的阴阳，是指尺寸而说的。

26. 论误下后的柴胡疑似证

原文： 得病六七日，脉迟浮弱，恶风寒，手足温，医二三下之，不能食，而胁下满痛，面目及身黄，颈项强，小便难者，与柴胡汤，后必下重。本渴饮水而呕者，柴胡汤不中与也，食谷者哕。（98）

论： 本条的手足温，即本论第278条"手足自温者，系在太阴"的意思。医二三下之，而胁下满痛，即本论第273条"若下之，必胸下结硬"的开始。不能食，即本论第273条的"食不下"。面目及身黄，小便难，即本论第278条"太阴当发身黄，若小便自利者，不能发黄"的互词。上述各证，都是邪陷太阴的象征，只有恶风寒与颈项强、脉浮弱，是属于太阳经的风寒没有解除所致。脉不弦而反迟，不是少阳经的脉象；没有口苦咽干目眩，也不是少阳经的证。本论第333条说："伤寒脉迟，六七日，而反与黄芩汤彻其热。脉迟为寒，今与黄芩汤复除其热，腹中应冷，当不能食；今反能食，此名除中，必死。"黄芩汤，是从小柴胡汤变化而成的方。厥阴病，每多寒热错杂，误用黄芩汤后，尚且变为除中，何况本条是脾胃气虚而兼有表证的，误服了小柴胡汤中的黄芩，怎么不引起下重？所幸的是，本方中有人参、大枣、甘草等类顾及脾胃，所以没有变为除中。至于本渴饮水而呕者，即《金匮要略·呕吐哕下利病脉证治》所说："先渴却呕者，为水停心下，此属饮家。"是小半夏加茯苓汤的证；食谷者哕，即《素问·宝命全形论》所说："病深者，其声哕……是谓坏府。"所谓坏府，就是脾胃将败的意思。

27. 论肝乘脾与肺

原文： 伤寒腹满谵语，寸口脉浮而紧，此肝乘脾也，名曰纵，刺期门。（108）

伤寒发热，啬啬恶寒，大渴欲饮水，其腹必满，自汗出，小便利，其病欲解，此肝乘肺也，名曰横，刺期门。（109）

论：历代注家，对前条原文解释最精的，首推徐灵胎。徐氏说："腹满谵语，似太阴阳明内证，然未经妄汗妄下，而非；脉浮而紧，似太阳阳明表脉，然验证并非可汗，而又非也。此固当以脉辨之，脉法浮而紧名曰弦，是弦为肝脉也。诸腹胀大，皆属于热，肝气热，则多言，可知腹满由于肝火，谵语乃肝旺所发耳。肝旺则乘其所胜，直犯脾土，故名纵。刺期门以泻之，则腹满可除，而谵语自止矣。"（《伤寒论约编》本条注）对后条原文解释切合情理的，以《伤寒论释义》为最。《伤寒论释义》说："发热恶寒似太阳证，大渴、腹满似阳明证，但发热恶寒不见头项强痛，大渴、腹满而无潮热、便秘，自与太阳、阳明有异，而是由于肝邪乘肺的关系。肺主皮毛，肺受肝邪则毛窍闭塞，所以发热，啬啬恶寒；木火刑金，津液劫烁，故渴欲饮水；肺失通调水道之功能，所以小便不利而腹满。自汗出，小便利，其病欲解，是倒装句法，应放在刺期门的后面。本病肝邪乘肺，侮其所不胜，故名曰横。仍刺期门以泻肝邪，刺期门后，肝邪得泄，肺不受侮，毛窍通畅，则汗自出；水道通调，则小便利，故其病为欲解。"（《伤寒论释义》本条注，成都中医学院主编）

我再补充的是：原文后条说"伤寒发热，啬啬恶寒"，即《素问·刺热》"肺热病者，先淅然厥，起毫毛，恶风寒，舌上黄，身热"的意思；"大渴欲饮水，其腹必满"，即《素问·热论》"太阴脉布胃中络于嗌，故腹满而嗌干"的意思。

又原文前条所说的"纵"，即《伤寒论·平脉法》"水行乘火，金行乘木，名曰纵"的互文；后条所说的"横"，即《伤寒论·平脉法》"火行乘水，木行乘金，名曰横"的互文。

28. 论蓄血与停水

原文：太阳病，六七日，表证仍在，脉微而沉，反不结胸，其人发狂者，以热在下焦，少腹当硬满，小便自利者，下血乃愈。所以然者，以太阳随经，瘀热在里故也，抵当汤主之。（124）

太阳病，身黄，脉沉结，少腹硬，小便不利者，为无血也。小便自利，其人如狂者，血证谛也，抵当汤主之。（125）

伤寒有热，少腹满，应小便不利，今反利者，为有血也，当下之，不可余药，宜抵当丸。（126）

太阳病，小便利者，以饮水多，必心下悸；小便少者，必苦里急也。（127）

按：以上原文四条，后一条饮水多而小便利，与前三条血证真实的小便利，是两种共性所同的地方。但是饮水多而小便利的，一定具备心下悸；血证真实而小便利的，一定具备少腹满，或少腹硬，或少腹硬满，病人如狂，或发狂等症，这又是两种个性所不同的地方。由此可见，中医对于各种疾病，仔细辨别它的异同点，从而用不同的方法治疗不同的疾病，是符合辩证法的，也是中医学的重要结晶。

前三条原文说小便利是有血，小便不利是无血，是说的正面，也就是主；后条原文又接以饮水多、小便利的是水停在胸膈间，小便少的是水停在膀胱，是说的反面，也就是客。总之，这四条主要申明小便利与不利，不但可以辨蓄血的有无，还可以辨水停在上或在下。这是仲师教人对于蓄血与停水两证，必须相互详细比较，鉴别异同，才不至于误诊的意思。本论类似这样借宾陪主的文法还多，希望读者不可草草读过。

29. 论结胸证，脉浮大的忌下

原文：结胸证，其脉浮大者，不可下，下之则死。（132）

论：历代注家，对本条"脉浮大"三字，有三种不同类型的解释。例如：①《医宗金鉴》："结胸证，若脉大，是为胃实，知结热已实乃可下，下之则愈。今其脉浮大，是尚在表，知热结未实，故不可下。若误下之，未尽之表邪复乘虚入里，误而又误，结而又结，病热弥深，正气愈虚，则死矣。"②陈修园："结胸证，寸脉浮，关脉当沉，今诊其脉竟浮而大者，浮为在外，大为正虚，邪结于中，而正气反虚浮于外，定不可下。若误下之，里气一泄，正气无所依归，外离而内脱，则涣散而死。"（《伤寒论浅注》本条注）③承淡盦："浮大有力者为表邪盛，浮大无力者为正气虚，二者皆不可下也。"（《伤寒论新注》本条注）

以我的管见，上述三种解释，理论都通，而尤以承氏所注，更为客观。因浮大的脉，有属于病在表的，也有属于正气虚的。属于病在表的，即承氏前注所说"浮大有力者为表邪盛"；属于正气虚的，即承氏前注所说"浮大无力者为正气虚"。浮大有力的不可下，即《伤寒论·辨不可下病脉证并治》所说："脉浮大，应发汗，医反下之，此为大逆。"脉浮大无力的更不可下，因《素问·平人气象论》说："病在中，脉虚……皆难治。"其所以难治的原因，见到邪实正虚，扶正祛邪，犹恐不能及时，还堪胜任峻药以攻下么？所以这两种脉象都不可下，下之预后不良。因此我同意前面第三者的注释。

30. 论太阳病，脉浮而动数

原文：太阳病，脉浮而动数，浮则为风，数则为热，动则为痛，数则为虚，头痛发热，微盗汗出，而反恶寒者，表未解也。医反下之，动

数变迟，膈内拒痛。胃中空虚，客气动膈，短气躁烦，心中懊恼，阳气内陷，心下因硬，则为结胸，大陷胸汤主之……（134）

论：历代注家，对本条脉象有两种解释。例如：①《医宗金鉴》："太阳病，脉浮而动数，浮则为风邪脉也，数则为热邪脉也，动则为诸痛脉也。"②浅田栗园："脉浮而动数之动，非脉名，与脉急数之急同义，谓数之势耳，宜泛讲。"（《伤寒论识》本条注。）

上述两种解释，我认为《金鉴》所说的，可学可从。因《素问·平人气象论》说："妇人手少阴脉动甚者，妊子也。"王冰注释说："动谓动脉也。动脉者，大如豆，厥厥动摇也。"又《伤寒论·辨脉法》说："阴阳相搏，名曰动……若数脉见于关上，上下无头尾，如豆大，厥厥动摇者，名曰动也。"又《伤寒论·平脉法》说："风则浮虚……动则为痛，数则热烦。"基于上述，在结合本条第三、四、五、六的"则为"二字分析，"动"是一个脉名，已无疑了。从此可见，王叔和《脉经》列动脉在二十四种脉象里面，不为无见。所以我同意《金鉴》前注所说，而浅田氏所说，只供我们参考。

31. 论"病在阳，应以汗解之，反以冷水潠之，若灌之，其热被劫不得去……"

原文：病在阳，应以汗解之，反以冷水潠之，若灌之，其热被劫不得去，弥更益烦，肉上粟起，意欲饮水，反不渴者，服文蛤散。若不瘥者，与五苓散。寒实结胸，无热证者，与三物小陷胸汤，白散亦可服。原注：一云"与三物小白散"。（141）

论：历代注家，对本条的"潠"与"灌"，有两种不同的解释。例如：①汪琥："病在阳者，为邪热在表也。法当汗解之，医反以冷水潠之，潠，以口含水喷也。若灌之，灌者，浇也，灌则更甚于潠矣。表热被水止劫，则不得去。不得去者，阳邪无出路也。邪无从出，其烦热必更甚于未用水之前矣。"（见《伤寒论辨证广注》本条注）②唐宗海："潠之是外浇冷水，灌之是内饮冷水，其热被外之冷却，则不得出；被内之冷却，又不得入，遂止于肌肉之间，进退两难，故弥更益烦。"（见《伤寒论浅注补正》本条注）

我认为汪氏对本条"潠"与"灌"的解释甚精，惜对"若灌之"的"若"字忽略未解，我再补充如下：本条两"若"字的意义，各不相同，前一个"若"字，应当作"或"字解释，与本论第 4 条"若躁烦"的"若"字同一个意义（见陆渊雷《伤寒论今释》第 4 条注释）。后一个"若"字，应当作"假若"解释，与本论第 15 条"若不上冲者"的"若"字同一个意义。唐氏对本条"若灌之"的"若"字和"灌"字，没有仔细考究，所以这样误解。真所谓智者千虑，必有一失。

32. 论热入血室

原文：妇人中风，发热恶寒，经水适来，得之七八日，热除而脉迟身凉，胸胁下满，如结胸状，谵语者，此为热入血室也。当刺期门，随其实而取之。（143）

论：《中医名词术语选释》说："前人对'血室'有三种解释：①指冲脉，认为冲脉是十二经之海，女子太冲脉盛，即有月经来潮；②指肝脏，认为肝主血海，主藏血，病变又涉肋下，少腹；③指子宫，认为发病与月经关系密切，又有下腹病变。从《伤寒论》原文联系实际理解，'血室'似指子宫而言。"宪彰同意上述第三种解释。不过我再补充的是：本条既属热入血室，怎么又证见胸胁下满，如结胸状与谵语呢？因肝的经脉，"上贯膈，布胁肋"（《灵枢·经脉》），唐宗海说："冲任厥阴，起于血室，血室即下焦油膜中一大夹室也。"（《伤寒论浅注补正》本条注）正因为血室与厥阴肝经有密切联系，所以热入血室以后，势必扰动肝经，肝的经络被热邪壅阻，所以现胸胁下满，如结胸状；肝热上冲，神明被扰，所以发生谵语。刺期门的原因，盖期门为肝的募穴，又肝藏血，所以只要肝的血热清，各种症状自然消失。至于本条的"脉迟"，一定是脉迟有力，否则不可用刺法。

33. 论第 149 条"伤寒五六日，呕而发热者，柴胡汤证具……"

原文：**伤寒五六日，呕而发热者，柴胡汤证具，而以他药下之，柴胡证仍在者，复与柴胡汤。此虽已下之，不为逆，必蒸蒸而振，却发热汗出而解。若心下满而硬痛者，此为结胸也，大陷胸汤主之。但满而不痛者，此为痞，柴胡不中与之，宜半夏泻心汤。（149）**

论：本论第 379 条说："呕而发热者，小柴胡汤主之。""呕而发热者"后，没有"柴胡汤证具"一句，是因为厥阴与少阳相表里，厥阴病，症见"呕而发热"，说明是脏邪还腑，由阴出阳，所以不一定有胸胁苦满，故不提出"柴胡汤证具"五字。本条"呕而发热"句下，提出"柴胡汤证具"，便可推想而知有胸胁苦满等症。因下文"若心下满而硬痛者"一句，是承上文"柴胡汤证具"而来，以表示结胸证的心下满而硬痛，与柴胡证的胸胁苦满不同。下文"但满而不痛者"一句，又是承上文"若心下满而硬痛者"来，以表示痞证的心下满，与结胸证的心下满而硬痛又不同。"但满而不痛"句，"但"字下，没有"心下"二字，是为了省文的缘故。

34. 论"心下痞，而复恶寒汗出者……"

原文：心下痞，而复恶寒汗出者，附子泻心汤主之。（155）

论：本论第 1 条说："太阳之为病，脉浮，头项强痛而恶寒。"这"恶寒"二字，是说外感初起的症状，与本条汗已出，恶寒已罢，又现恶寒汗出的，便有虚实之不同。所以前面第 1 条只说"而恶寒"，本条便说"而复恶寒汗出者"，多一个"复"字，它的意义便大不同了。从此可见，读仲师本论，对每一字每一句，都不可草率读过。

35. 论里虚而兼表证与里实而兼表证的不同治法

原文：伤寒，医下之，续得下利，清谷不止，身疼痛者，急当救里；后身疼痛，清便自调者，急当救表。救里宜四逆汤，救表宜桂枝汤。（91）

伤寒大下后，复发汗，心下痞，恶寒者，表未解也。不可攻痞，当先解表，表解乃可攻痞。解表宜桂枝汤，攻痞宜大黄黄连泻心汤。（164）

按：上述二条，同属表里都有病，为什么前条先急当救里，后急当救表？后条又先当解表，后攻其痞呢？因为前条是由于伤寒误下后，脾胃受伤，既现下利清谷不止的里虚寒证，又有身疼痛的表证，表里的症状相比，里虚寒的证重于表证、急于表证，因此，下利清谷是主要矛盾，身疼痛是次要矛盾，所以先用四逆汤救里，以解决主要矛盾，后用桂枝汤救表，以解决次要矛盾。后条是由于伤寒误下后，既现心下痞的里实证，又有汗后未解的恶寒表虚证，表里的症状相比，表虚证重于里实证、急于里实证，因此，恶寒是主要矛盾，心下痞是次要矛盾，所以先用桂枝汤解表，以解决主要矛盾，后用大黄黄连泻心汤攻痞，以解决次要矛盾。从此可见，中医治疗表里俱病的，对于先后、缓急的秩序，切不可紊乱。

36. 论白虎加人参汤证

原文：伤寒若吐若下后，七八日不解，热结在里，表里俱热，时时恶风，大渴，舌上干燥而烦，欲饮水数升者，白虎加人参汤主之。（168）

伤寒无大热，口燥渴，心烦，背微恶寒者，白虎加人参汤主之。（169）

伤寒脉浮，发热无汗，其表不解，不可与白虎汤。渴欲饮水，无表证者，白虎加人参汤主之。（170）

论：上述的前两条，第168条说"时时恶风"，与第169条的"背微恶寒"同一个意义。其实即《素问·脉解》"阳明所谓洒洒振寒者……阳盛而阴气加之，故洒洒振寒也"的译文。

白虎加人参汤的适应证，是烦渴饮水，大汗出，脉洪大。今读以上三条，没有大汗出、脉洪大的见证，便主以白虎加人参汤，这是什么原因呢？因为本论第26条曾提出："服桂枝汤，大汗出后，大烦渴不解，脉洪大者，白虎加人参汤主之。"本论第219条又提出："三阳合病……若自汗出者，白虎汤主之。"基于此，可见上述三条原文没有提出大汗出与脉洪大，这是为了省文的缘故。况且第170条提出白虎汤的禁证是脉浮，便可推想它的适应证是脉洪大；禁证是无汗，便可推想它的适应证是大汗；禁证是表不解，便可推想第168条的"时时恶风"与第169条的"背微恶寒"绝对不是表邪不解了。至于第170条提出白虎汤的禁忌证，虽然主要针对伤寒初起的表证而说的，但是在温病初期，邪在卫分，尚没有进入气分阶段时，仍然不可与白虎汤。所以吴鞠通《温病条辨·上焦篇》第9条，也提出白虎汤的禁忌证，读者可以互参。

37. 论风湿相搏证

原文：伤寒八九日，风湿相搏，身体疼烦，不能自转侧，不呕，不

渴，脉浮虚而涩者，桂枝附子汤主之。若其人大便硬，小便自利者，去桂加白术汤主之。（174）

论：《金匮要略·痉湿暍病脉证治》说："湿痹之候，小便不利，大便反快。"本条风湿相搏的证，又说"若其人大便硬，小便自利者"，两书所说的同为湿证，为什么大小便这样相反？因为《金匮》湿痹的证，由于脾虚不能运化水湿，水湿随大肠传导而出，所以大便反快；大便快，则小便少，甚至于不利。《素问·阴阳应象大论》有"湿胜则濡泻"一句，可以为证。本条风湿相搏的证，由于脾虚不能为胃行其津液，津液难以下达濡润大肠，所以大便硬，小便自利。《素问·太阴阳明论》有"今脾病不能为胃行其津液"一句，可以为证。从此可见，本条与《金匮》湿痹的证，并无矛盾。

38. 论"伤寒，脉浮滑，此以表有热，里有寒……"

原文：伤寒脉浮滑，此以表有热，里有寒，白虎汤主之。（176）

论：历代注家，对本条解释不一，我认为解释比较切合经旨的，当首推钱潢、陈修园、张锡纯之类。例如：①钱潢："以意推之，恐是先受之寒邪，已经入里，郁而为热，本属寒因，故曰'里有寒'；邪既入里，已入阳明，发而为蒸蒸之热，其热自内达外，故曰'表有热'。合而言之，实表里皆热。若胃实而痛者，为有形之邪，当以承气汤下之；此但外邪入里，为无形之热邪，故用寒凉清肃之白虎汤，以解阳明胃腑之热邪也。"（见《伤寒溯源集》本条注）②张锡纯："此脉象浮而且滑，夫滑则为热入里矣。乃滑而兼浮，是其热未尽入里，半在阳明之府，半在阳明之经也。在经为表，在府为里，故曰'表有热，里有寒'。《内经》谓：'热病者皆伤寒之类也。'又谓：'人之伤于寒也，则为病热。'此所谓里有寒者，盖谓伤寒之热邪已入里也。陈氏之解原如斯，（宪彰按：指陈修园《伤寒论浅注》）愚则亦以为然。至他注疏家有谓此'寒热'二字，宜上下互易，当作'外有寒里有热'者，然其脉象既现浮滑，其外表断不至恶寒也。有谓此'寒'字当系'痰'之误，因痰寒二音相近，且脉滑亦为有痰之征也。然在寒温，其脉有滑象，原主阳明之热已实，且足征病者气血素充，治亦易愈。若因其脉滑，而以为有痰，则白虎汤岂为治痰之剂乎？"（见《医学衷中参西录》第二卷第七期"深研白虎汤之功用"）

我再补充的是：《灵枢·邪气脏腑病形》说："滑者阳气盛，微有热。"《难经·十四难》说："浮者，阳也；滑者，阳也。"又说："滑者伤热。"又《难经·五十八难》说："热病之脉，阴阳俱浮，浮之而滑，沉之散涩。"从上述几段经文分析，本条脉浮滑，主以白虎汤，似与经旨相合。从此可见，钱潢与张锡纯，本《素问·热论》"今夫热病者，皆伤寒之类也"以及"人之伤于寒也，则为病热"两段经文，以发挥本条的文义，我认为可学、可从。不过后世医生，临诊时，仍须结合症状，见有大汗出、烦渴饮水等症而用白虎汤，才更为可靠。

二、阳明病篇

39. 论阳明病的成因与提纲

原文：问曰：病有太阳阳明，有正阳阳明，有少阳阳明，何谓也？答曰：太阳阳明者，脾约是也；正阳阳明者，胃家实是也；少阳阳明者，发汗，利小便已，胃中燥烦实，大便难是也。（179）

阳明之为病，胃家实是也。（180）

论：历代注家，对第179条解释最详的，莫如曹颖甫。曹氏说："太阳阳明所以为脾约者，太阳部分，外则为表，内则为肌；脾主肌肉，肌腠汗泄太过，则脾气不濡，则润泽不及于下而肠胃燥，此其所以为太阳阳明也……胃中阳热直透肌肉，潮热日发，则胃中益燥，而胃家始实，此其所以为正阳阳明也。少阳之府为胆，为三焦；三焦水道，外散为汗，下行为溺，发汗利小便，伤其胃与大小肠之液，胃中消食之胆汁涸，而增益燥烦，于是燥屎结而大便难矣。此其所以为少阳阳明也。"（《伤寒金匮发微合刊》本条注）

历代注家，对180条解释比较切合经文意旨的，当首推尤在泾、沈尧封二氏。尤在泾说："胃家实者，邪热入胃，与糟粕相结而成实，非胃气自盛也。凡伤寒腹满便闭，潮热，转矢气，手足漐漐汗出等证，皆是阳明胃实之证也。"（《伤寒贯珠集》本条注）沈尧封说："此是阳明证之提纲，后称'阳明证'三字，俱有胃家实在内。"（引自陈修园《伤寒论浅注》本条注）

我再补充两点如下：①"大肠……是主津液所生病者。"又"胃……是主血所生病者。"（均见《灵枢·经脉》）所以无论太阳病发汗过多，或阳明经证久未治愈，以及少阳病发汗、利小便，损伤了津液，都容易传入阳明的府，成为太阳阳明、正阳阳明、少阳阳明。②本论六经提纲，仲师概用"之为病"三字作标志，因此，我同意沈氏上述的意见，认为本条是阳明证的提纲。至于"胃家实"的"家"字，与本论第18条的"喘家"，第86条的"衄家""亡血家""呕家"，都是同意。"胃家实"的"家"字，是指胃肠的消化系统而说，与本论第278条"以脾家实，腐秽当去故也"的"脾家"二字，意义相近似，读者须知。

40. 论"本太阳初得病时，发其汗，汗先出不彻"之"彻"字

原文：**本太阳初得病时，发其汗，汗先出不彻，因转属阳明也。伤寒发热无汗，呕不能食，而反汗出濈濈然者，是转属阳明也。（185）**

论：历代注家，对本条"汗先出不彻"的"彻"字，解释不一。例如：①方有执："彻，除也。言汗发不对，病不除也。"（《伤寒论条辨》本条注）②柯韵伯："彻，止也。即汗出多之互词。"（《伤寒论注》本条注）③程郊倩："彻，尽也，透也。"（《伤寒论后条辨》本条注）

以我的管见，考本论第48条说："若发汗不彻不足言，阳气怫郁不得越，当汗不汗，其人躁烦……以汗出不彻故也，更发汗则愈。何以知汗出不彻，以脉涩故知也。"从文中的"阳气怫郁不得越"以及"更发汗则愈"等句分析，则"汗出不彻"，一定是发汗而汗出不透的意思。从此可见，本条"汗先出不彻"的"彻"字，与本论第48条的"彻"字同一个意义，仍当作"透"字解。所以我同意程氏的解释。

41. 论阳明病久虚肤痒的证

原文：**阳明病，法多汗，反无汗，其身如虫行皮中状者，此以久虚**

故也。（196）

论：《素问·痹论》说："凡痹之类，逢寒则虫。"王冰注："虫谓皮中如虫行。"（《补注内经素问·痹论》注释）又《难经·四十八难》说："痒者为虚。"浅田栗园说："如虫行者，痒也。"（《伤寒论识》本条注）基于上述，可见本条"其身如虫行皮中状者"，即一身皮肤奇痒的意思。本由于阳明正虚液亏，不能助汗透表所致，也就是《难经》所说的"痒者为虚"。与本论第23条所说"面色反有热色者，未欲解也，以其不能得小汗出，身必痒"，以及《素问》所说"逢寒则虫"大有区别。所以第23条用桂枝麻黄各半汤，以小发其汗；本条则应当本柯韵伯《伤寒论注》所说："此又当益津液，和荣卫，使阴阳自和而汗出也。"这样治疗，才比较对证。

本条的"阳明病"三字，是指本论第182条"阳明病外证"而说的。因阳明病外证，应当汗自出，今无汗，所以称为"反"。像这种阳明病外证而没有汗，又现一身皮肤奇痒如虫行状，这显然与阳明病的一般外证不同。所以仲师在本条末，特别提出"此以久虚故也"一句，以昭示后人。

42. 论伤寒呕多

原文：伤寒呕多，虽有阳明证，不可攻之。（204）

论：历代注家，对本条"伤寒呕多"一句解释不一。例如：①沈明宗："恶寒发热之呕，属太阳；寒热往来之呕，属少阳；但恶热不恶寒之呕，属阳明。然呕多则气已上逆，邪气偏侵上脘，或带少阳，故虽有阳明，是不可攻。"（《伤寒六经辨证治法》本条注）②陈修园："伤寒呕多，为阳明胃气之虚。"（《伤寒论浅注》本条注）③柯韵伯："呕多，是水气在上焦。"(《伤寒论注》本条注）④汪琥："此条伤寒，当是太阳证。"（《伤寒论辩证广注》本条注）⑤浅田栗园："呕即少阳一证，今曰呕多，则知少阳之势，特甚于阳明也。"（《伤寒论识》本条注）

以我的管见，上述几种解释理论都通，不过本条的呕证，不论是属于任何原因所引起，都应当结合四诊，或像沈氏前注那样辨证分析，然后确定诊断，进行施治，疗效方才可靠。如果只据一呕证，便主观判断病在太阳，或少阳，以及其他，这就叫做片面地看问题。因此，我认为沈氏前注，比较客观，合乎辨证法。尤其是他说"然呕多则气已上逆，邪气偏侵上脘"二句，真是金针度人处。

43. 论阳明病，面合色赤

原文：阳明病，面合色赤，不可攻之，必发热。色黄者，小便不利也。（206）

论：历代注家，对本条"面合色赤"的"合"字，有三种不同的解释。例如：①成无己："合，通也。"（《注解伤寒论》本条注）②方有执："合，应也。"（《伤寒论条辨》本条注）③承淡盦："阳明病，身发热而面合赤色者。"（《伤寒论新注》本条注。本条原文迳改为"面合赤色"）

上述三种解释，我认为成氏作"通"字解，比较恰当。因阳明之脉荣于面，所以阳明病，阳气拂郁于经，不得宣达，便现通面色赤。

44. 辨谵语与郑声

原文：夫实则谵语，虚则郑声。郑声者，重语也。直视谵语，喘满者死，下利者亦死。（210）

历代注家，对本条谵语与郑声的解释，以《金鉴》为最详。《金鉴》

巴蜀名医遗珍系列丛书

说："谵语一证，有虚有实，实则谵语，阳明热甚，上乘于心，乱言无次，其声高朗，邪气实也；虚则郑声，精神衰乏，不能自主，语言重复，其声微短，正气虚也。"(《医宗金鉴》本条注）

我再补充的是：《素问·脉要精微论》说："言而微，终日乃复言者，此夺气也。衣被不敛，言语善恶，不避亲疏者，此神明之乱也。"上述前段，就是所谓的郑声；后段，就是所谓的谵语。

45. 论亡阳谵语证，脉短者死

原文：发汗多，若重发汗者，亡其阳，谵语。脉短者死，脉自和者不死。(211）

论：历代注家，对本条解释，以陈修园氏为最详。陈修园说："有亡阳而谵语者，汗为心液，心为阳中之太阳，发汗多，则心液虚矣。若重发汗者，心液为虚，虚于内，则心主阴乏，阳无所附，而遂亡于外矣。亡其阳，则神气亦昏而谵语。脉乃血脉，脉短者，心液亡，心气绝，故死；若脉不短而自和者，病虽剧，亦不死。"(《伤寒论浅注》本条注）

我再补充的是：《素问·平人气象论》说："脉从阴阳，病易已；脉逆阴阳，病难已。"王冰注："脉病相应谓之从，脉病相反谓之逆。"(《补注黄帝内经素问·平人气象论》注释）又《难经·四难》说："短者，阴也。"《难经·十八难》说："脉不应病，病不应脉，是为死病也。"《伤寒论·辨脉法》说："阳病见阴脉者死。"本条亡阳谵语证而见脉短，正是王冰所说的"脉病相反谓之逆"，《难经》所说的"脉不应病，病不应脉"，《伤寒论·辨脉法》所说的"阳病见阴脉者死"。其所以然的原因，徐灵胎说："脉病不相应，乃真气已漓，血脉不相联属，故云死也。"(《难经经释·十八难》注释）徐氏上述一段，可作本条"谵语，脉短者死"的好注释。

46. 论表热里寒

原文：脉浮而迟，表热里寒，下利清谷者，四逆汤主之。（225）

论：历代注家，对本条解释最简明扼要的莫如柯韵伯氏。柯氏说："脉浮为在表，迟为在脏；浮中见迟，是浮为表虚，迟为脏寒。未经妄下而利清谷，是表为虚热，里有真寒矣。"（《伤寒论注》本条注）

我再补充的是：本条表热里寒的证，当以里寒为本，表热为标。也就是里寒是矛盾主要的方面，表热是矛盾非主要的方面。因为这是由于里寒太甚，虚阳外越所致，所以表热是假，里寒是真。仲师舍去表热不治，用四逆汤温里的原因，即《素问·标本病传论》"先寒而后生病者治其本"、《素问·至真要大论》"寒淫于内，治以甘热"的意思。

47. 论"胸胁满不去者"

原文：阳明病，发潮热，大便溏，小便自可，胸胁满不去者，与小柴胡汤。（229）

论：从本条"不去"二字分析，少阳经似有邪气久留，犹如家中客来，流连不去的意思，说明胸胁满已不是新有的症状了。所以读仲师本论，必须领会他言外的意思。而柯韵伯《伤寒论注》本条原文，将"不去"二字删去，我认为似可不必。

48. 论"阳明中风，脉弦浮大……"

原文：阳明中风，脉弦浮大而短气，腹都满，胁下及心痛，久按之气不通，鼻干不得汗，嗜卧，一身及目悉黄，小便难，有潮热，时时哕，耳

前后肿，刺之小差，外不解，病过十日，脉续浮者，与小柴胡汤。（231）

论：仲师文法，措辞精简，读者须善会文意。例如本条说"外不解"，说明阳明中风证尚未治愈。又说"脉续浮者，与小柴胡汤"，从一个"续"字分析，已隐寓上文"弦大"的脉象在内。因为脉继续现弦浮大象，加上有耳前后肿等症，所以与小柴胡汤。可是《医宗金鉴》对本条按语说："'续浮'之'浮'字，当是'弦'字，始与文义相属，则可与小柴胡汤。若俱是'浮'字，则上之浮，既宜小柴胡汤，下之浮，又如何用麻黄汤耶？"《金鉴》提出上述意见，虽然在文义方面更明白晓畅，然未必符合仲师当时的写意。希再参看下文第232条按语。

49. 论"脉但浮，无余证者，与麻黄汤……"

原文：脉但浮，无余证者，与麻黄汤。若不尿，腹满加哕者，不治。（232）

论：本条是承上文第231条而来的，与本论第37条"太阳病，十日以去，脉浮细而嗜卧者，外已解也。设胸满胁痛者，与小柴胡汤。脉但浮者，与麻黄汤"的文法相类似。所以本条与上文第231条，应当作一条读。至于本条末后三句，应当与本论第381条互参。第381条说："伤寒哕而腹满，视其前后，知何部不利，利之即愈。"因为病属实证，所以说"利之即愈"；本条说："若不尿，腹满加哕者，不治。"因为病属虚证，即高学山所解释的"不尿是肺气绝，腹满是脾气绝，加哕是胃气绝，两脏一腑俱绝，药不能行，故曰不治"（《伤寒论辨似》本条注），也是《素问》所说的"病深者其声哕"（《素问·宝命全形论》）的意思。假若医生不辨虚实，拘泥仲师"视其前后，知何部不利，利之即愈"的说法，对本条不尿，腹满加哕的虚证，也误作实证，施以通利的药物，则死可立待。所以医生在临诊时，辨证不可不详。

50. 论阳明证，其人喜忘

原文：阳明证，其人喜忘者，必有畜血。所以然者，本有久瘀血，故令喜忘。屎虽硬，大便反易，其色必黑者，宜抵当汤下之。（237）

论：本条所说的"其人喜忘"与临床上一般的善忘证不同。一般的善忘证，多属于虚证，大便的颜色不黑；本条的阳明证，病人喜忘，屎虽硬，大便反易，且颜色必黑，这是辨证的要点。其所以然的原因，即《素问·调经论》所说的："血并于下，气并于上，乱而喜忘。"用抵当汤以峻攻瘀血，即《素问·阴阳应象大论》"血实宜决之"的意思。

51. 论脾约证的脉象

原文：趺阳脉浮而涩，浮则胃气强，涩则小便数，浮涩相搏，大便则硬，其脾为约，麻子仁丸主之。（247）

论：历代注家，对本条解释最精的，当首推成无己。成氏说："趺阳者，脾胃之脉，诊浮为阳，知胃气强；涩为阴，知脾为约。约者，俭约之约……脾主为胃行其津液者也。今胃强脾弱，约束津液不得四布，但输膀胱，致小便数，大便难，与脾约丸通肠润燥。"（见《注解伤寒论》本条注）其次是汪琥，他在成注的基础上作了进一步的发挥。汪氏说："趺阳者，胃脉也。在足跗上五寸骨间，去陷谷三寸，即足阳明经冲阳二穴，按之其脉应指而起……按成注以胃强脾弱为脾约作解，推其意，以胃中之邪热盛为阳强，故见脉浮；脾家之津液少为阴弱，故见脉涩。仲景用麻仁丸者，以泻胃之阳，而扶脾之阴也。"（《伤寒论辨证广注》本条注）

我再补充的是：根据《灵枢·邪气脏腑病形》说："两跗之上脉竖陷者，足阳明病，此胃脉也。"马元台注释说："足面为跗，两跗之上，其脉或竖或陷者，乃冲阳、解溪等穴也，故知其为足阳明胃经有病耳。"（《灵枢经合纂·邪气脏腑病形》马注）而成氏又注为"趺阳者，脾胃之脉"（见前所引成注），其原因安在？推想成氏的意思，认为"胃足阳明之脉……络脾"（《灵枢·经脉》），又"太阴阳明为表里""脾与胃以膜相连耳"（《素问·太阴阳明论》）的缘故。至于成氏前注说"诊浮为阳""涩为阴"，即《难经·四难》所说"浮者阳也""涩者阴也"的意思。成氏前注又说："诊浮为阳，知胃气强；涩为阴，知脾为约。"这是《内经》"右外以候胃，内以候脾"（《素问·脉要精微论》）的意思。

三、少阳病篇

52. 论少阳病提纲

原文：少阳之为病，口苦，咽干，目眩也。（263）

论：历代注家，多以少阳属半表半里为解，并且对半表半里，也有几种不同的说法。例如：①柯韵伯："太阳主表，头项强痛为提纲；阳明主里，胃家实为提纲；少阳位于半表半里之位，故仲景特揭口苦、咽干、目眩为提纲。盖口、咽、目之三者，不可谓之表，又不可谓之里，是由表入于里，里出于表之处，故谓之半表半里也。三者能开能阖，开之可见，阖之不见，恰合枢机之象。故两目为少阳经络出入之地，苦、干、眩三者，皆相火上走空窍而为病也。"（《伤寒论注》本条注）②李荫岚："少阳居二阳之间，少阳之气，即府阳半表半里之气也。其于六气为热，其部位在躯壳之里，脏腑之外，故谓之半表半里。此处去表渐远，与脏腑接近，热度较高，邪气至此，化热最速，其经府属胆与三焦，故又称为相火。"（《伤寒论条析》本条注）③李培生："少阳主半表半里，是对太阳主表、阳明主里说。今将半表半里分得过繁，反令后人无所适从。"（《柯氏伤寒论翼笺正·少阳病解》第三"笺正"）

查少阳半表半里的说法，来源于本论第 148 条："伤寒五六日，头汗出，微恶寒，手足冷，心下满，口不欲食，大便硬，脉细者……此为半在里，半在外也。"而后世医家，对于半表半里，便有如上三种不同的解释。我认为前一种柯氏所说，同意李氏的辩驳；后两种说法，似有共通意见，尤其是李培生氏所解释的几句，更直截了当，可从。

巴蜀名医遗珍系列丛书

四、太阴病篇

53. 论太阴病提纲

原文：太阴之为病，腹满而吐，食不下，自利益甚，时腹自痛。若下之，必胸下结硬。（273）

论：历代注家，对本条的解释最精的，莫如柯韵伯。柯氏说："阳明三阳之里，故提纲属里之阳证；太阴三阴之里，故提纲皆里之阴证。太阴之上，湿气主之，腹痛吐利，从湿化也。脾为湿土，故伤于湿，脾先受之。然寒湿伤人，入于阴经，不能动脏，则还于腑，腑者，胃也。太阴脉布胃中，又发于胃，胃中寒湿，故食不内而吐利交作也。太阴脉从足入腹，寒气时上，故腹时自痛，法宜温中散寒。若以腹满为实而误下，胃中受寒，故胸下结硬。"（《伤寒论注》本条注）

我再补充的是：本条的"腹满而吐，食不下，自利益甚"，即《难经·五十七难》"脾泄者，腹胀满泄注，食即呕吐逆"的译文。

54. 论太阴中风的脉

原文：太阴中风，四肢烦疼，阳微阴涩而长者，为欲愈。（274）

论：《素问·六微旨大论》说："阳明之上，燥气治之，中见太阴……太阴之上，湿气治之，中见阳明。"又《伤寒例》说："尺寸俱长者，阳明受病也。"本条太阴中风，阳微阴涩的脉中，而又见阳明的长脉，是太阴的湿气，已得阳明燥气之化，所以这是疾病将要好的先兆。

五、少阴病篇

55. 论少阴病提纲

原文：少阴之为病，脉微细，但欲寐也。（281）

论：历代注家，对本条的解释最精的，当首推张拱端。张氏说："手少阴为心，足少阴为肾。心为生血之主，肾为生气之原。心脏之血，输出血管，流行于脉，心病则生血不足而脉细；肾脏之气，发生为卫气，与荣血同行，肾病则所生之卫气不足，故脉微。心又藏神，肾又藏志，心血少而神疲，肾气少而志弱，神不振而志难立，是以但欲寐也。"（《伤寒会参》本条注）

我再补充如下：本条的"脉微细"，即《难经·七难》"少阴之至，紧细而微"的译文，不过本条少一紧脉罢了。本条的"但欲寐"，即《灵枢·经脉》"是肾所生病者……嗜卧"以及《灵枢·寒热病》"阴气盛则瞑目"的译文。

56. 论少阴亡阳的脉，阴阳俱紧

原文：病人脉阴阳俱紧，反汗出者，亡阳也，此属少阴，法当咽痛而复吐利。（283）

论：历代注家，对本条"病人脉阴阳俱紧"的"阴阳"二字，有两种不同的解释。例如：①陈修园："少阴阴阳不交之病，病人脉沉分之阴、浮分之阳俱紧，少阴原有寒，而复受外寒也。"（《伤寒论浅注》本条注）②汪琥："此少阴中寒也。病人脉阴阳俱紧，此阴阳指尺寸言。"

（《伤寒论辩证广注》本条注）

以我的管见，《难经·七难》说："少阴之至紧细而微。"可见本条的脉紧，与第281条的"脉微细"，都是互发《难经》的意旨。从此便知道本条的"阴阳"二字，已不是指的浮沉了。因《难经·十八难》说："脉有三部九候，各何所主之？然三部者寸关尺也……上部法天，主胸以上至头之有疾也；中部法人，主膈以下至脐之有疾也；尺为下部，法而应乎地，主脐以下至足之有疾也。"《难经·二难》说："从关至尺是尺内，阴之所治也；从关至鱼际是寸内，阳之所治也。"本条除汗出的症状以外，咽痛与吐，是病在上；自利，是病在下。同时少阴又主心与肾，部位一上一下，所以脉当应于尺寸，与《难经》上述的诊法是符合的。因《伤寒例》说："尺寸俱沉者，少阴受病也。"从此可见，本条的"脉阴阳俱紧"，是指的尺寸，不可与本论第3条伤寒的"脉阴阳俱紧"一概而论。第3条是太阳经外感寒邪，所以脉现浮沉都紧。本条是少阴经直中寒邪，所以脉现尺寸都沉紧。第3条是本着《难经·四难》以浮沉而分的阴阳，本条是本着《难经·二难》以尺寸而分的阴阳，两种不可混为一谈。因此，我同意汪氏前注所说，因为他的论点，与经旨相合的缘故。

57. 论少阴病下利欲解与不治

原文：**少阴病，脉紧，至七八日，自下利，脉暴微，手足反温，脉紧反去者，为欲解也，虽烦下利，必自愈。（287）**

少阴病，恶寒身蜷而利，手足逆冷者，不治。（295）

论：前条所说"脉暴微，手足反温……虽烦下利，必自愈"，即

《灵枢·论疾诊尺》第七十四"飧泄，脉小，手足温，泄易已"的译文。后条所说"恶寒，身踡而利，手足逆冷者，不治"，即《灵枢·论疾诊尺》"飧泄，脉小者，手足寒，难已"的译文。

58.论少阴中风欲愈的脉象

原文：少阴中风，脉阳微阴浮者，为欲愈。（290）

论：历代注家对本条解释最精的，莫如钱潢与沈明宗。钱氏说："夫少阴中风者，风邪中少阴之经也。脉法浮则为风，风为阳邪，中则伤卫，卫受风邪，则寸口阳脉当浮；今阳脉已微，则知风邪欲解。邪入少阴，惟恐尺部脉沉，沉则邪气入里；今阴脉反浮，则邪不入里，故为欲愈也。"（《伤寒溯源集》本条注）沈氏说："阳微者，阳分无邪，而病在阴；阴浮者，邪气向表，故为欲愈也。"（《伤寒六经辨治法》本条注）

我再补充的是：《金匮要略·脏腑经络先后病脉证》说："师曰：病人脉浮者在前，其病在表；浮者在后，其病在里。"《金匮》所说的"浮者在后，其病在里"是指内伤杂病而言；本条所说的"阴浮"是指外感病，少阴中风，邪机向表，有病向好的趋势而言。所以两段虽然同是尺脉现浮，便有外感和内伤、愈与不愈的区别，读者不可不晓！

59.论猪肤汤中的"白粉"一味药

原文：少阴病，下利咽痛，胸满心烦，猪肤汤主之。（310）

猪肤汤方

猪肤一斤

上一味，以水一斗，煮取五升，去滓，加白蜜一升，白粉五合，熬

巴蜀名医遗珍系列丛书

香，和令相得，温分六服。

论：历代注家，对本条本方的"白粉"有两种不同的解释。例如：①喻嘉言："白粉，白米粉也。"（见《尚论篇》本条注）②张拱端："其白粉，即是天花粉。"（《伤寒会参》本条注）

以我的管见，上述第一种解释较妥。其理由如下：①本方的白粉，究竟是白米粉？抑或是天花粉？我认为应当从药物的实效来决定。陶节庵说："凡下利，口燥舌干作渴，或不渴者，此因胃虚津少也，不可用天花粉，盖天花粉能利大肠也。"（《伤寒全生集》卷三"辨伤寒自利例第五"）基于上述，可见天花粉不适用于本条的证。②唐宗海对本条的解释较为精当。唐氏说："白粉熬香，和中止利，其白蜜猪肤，则清润之极品。"（《伤寒论浅注补正》本条注）唐氏上述的解释，仍本喻氏"白粉即白米粉"的论点而发挥的，比较切合实际。③再考天花粉，即栝楼根的别名。例如本论第96条，小柴胡汤方后，有"栝楼根四两"一句；又本论第147条，柴胡桂枝干姜汤方中，有"栝楼根四两"一语；又《金匮要略方论·痉湿暍病脉证治》的"栝楼桂枝汤"。《金匮要略方论·疟病脉证并治》的"柴胡去半夏加栝楼根汤"以及《金匮要略方论·消渴小便不利淋病脉证并治》的"栝楼瞿麦丸"都是用栝楼根，没有用天花粉的名称，可以作为明证。因此，我同意前注喻氏的说法，而张氏所说，仅供我们参考罢了。

60. 论半夏散及汤方后"半夏有毒，不当散服"
原文：少阴病，咽中痛，半夏散及汤主之。（313）
半夏散及汤方

半夏（洗）　　　　桂枝（去皮）　　　　甘草（炙）

上三味等分。各别捣筛已，合治之，白饮和服方寸匕，日三服。若不能散服者，以水一升，煎七沸，内散两方寸匕，更煮三沸，下火令小冷，少少咽之。半夏有毒，不当散服。

论：《玉函》《成本》本方后，无"半夏有毒，不当散服"八字。《伤寒论语译》对本方注释说："这八字，当是后人所注。"（《伤寒论语译》本条注。中医研究院编）我的意见，这两句，"半夏"二字的前面，可能是由于当时手写脱落了一个"生"字。想仲师恐后人误以生半夏为散，服后毒人，所以特别在本方后提出"半夏有毒，不当散服"，以引起医生的注意。不然，本方既名半夏散及汤，为什么又说"半夏有毒，不当散服"呢？

61. 论猪苓汤证

原文：少阴病，下利六七日，咳而呕渴，心烦不得眠者，猪苓汤主之。（319）

论：历代注家，对本条有两种不同的解释。例如：①浅田栗园："下利，盖里热下奔之所致。里热下奔，则津液乏而渴，渴则引饮而蓄水，蓄水则咳而呕也。心烦不得眠，亦饮热熏扰于心之候，故不与黄连阿胶汤，而与此汤也。此当有小便不利证，今主下利，故其不能渗入于膀胱者，不言而自明矣。"（《伤寒论识》本条注）②山田正珍："此条猪苓汤，当作猪肤汤，盖传写之误也。若夫猪苓汤，主小便不利而渴者；若其小便自利而渴者，猪苓汤在所禁也。"（《伤寒论集成》本条注）

以我的管见，读本条原文时，应当结合本论第223条的原文，互相参照。因为第 223 条已提出"小便自利者"一句，本条不再提出，是为了省文的缘故。例如本论第 26 条，白虎加人参汤证，已提出"脉洪大者"一句，以后第 168 条与第 169 条，即不再提白虎加人参汤证的脉象了，这都是同样的文法。因此，我认为浅田氏前注分析"此证当有小便不利证……"一段的病机，非常正确，而山田氏前注所说，还值得商榷。

六、厥阴病篇

62. 论厥阴病提纲

原文：厥阴之为病，消渴，气上撞心，心中疼热，饥而不欲食，食则吐蛔，下之利不止。（326）

论：历代注家，对本条解释比较精确的，当首推唐宗海。唐氏说："渴欲饮水，气上冲心，心中疼热喜饥，此是厥阴包络，挟心火之热，发动于上，如赤道热气，涨而上升之义；其不欲食，食则吐蛔，下之利不止，又是厥阴肝气，挟肾水之寒，相应而起也，如北极冷气，吹往热带之义。"（《伤寒论浅注补正》本条注）

我再补充的是：根据本条所说的"气上撞心，心中疼热，饥而不欲食，食则吐蛔"等症分析，本证类似现代医学所称的"胆道蛔虫病"。不过我说明一下，胆道蛔虫病的病灶在胆，与本条的厥阴经有什么关系？因为《灵枢·本输》说："肝合胆。"又《灵枢·经脉》说："肝足厥阴之脉，络胆。"又因蛔感风木之气所生，所以本证从现代医学来说，病灶虽然在胆道，如果从中医学的经络学说和病因学来说，实与肝经息息相关。因此，我认为两种医学，对本证的立名虽不同，其实学术的观点是一致的。至于治疗本证的要方，除了用酸苦辛热、安蛔止痛的乌梅丸以外，用醋 30 克，急与病人吞服，可以使痛证缓解，随即服杀虫药，或加杀虫药于乌梅丸方内，水煎服也可。醋对本证为什么有效呢？因为古人有"蛔得酸则静"（见陈修园《伤寒论浅注·辨厥阴病脉证篇》"乌梅丸方"注释）的说法。今天我们证之于临床，它对本证确实起到一定的作用。

63. 论厥阴中风的脉象

原文：**厥阴中风，脉微浮为欲愈，不浮为未愈。（327）**

论：本论第 274 条说："太阴中风，四肢烦疼，阳微阴涩而长者，为欲愈。"着重在"长"脉上；第 290 条说："少阴中风，脉阳微阴浮者，为欲愈。"着重在"阴浮"上；本条说："厥阴中风，脉微浮为欲愈，不浮为未愈。"这是着重在"浮"脉上。因为三阴经与三阳经互为表里，经络相通，"长"与"浮"是阳经的脉，病在三阴经而现阳经的脉象，是病邪由阴出阳，从深出浅，即《伤寒论·辨脉法》所说"阴病见阳脉者生"，以及《素问·热论》所说"大气皆去，病日已矣"的意思。

64. 论厥阴病的死证

原文：**伤寒六七日，脉微，手足厥冷，烦躁，灸厥阴，厥不还者，死。（343）**

伤寒发热，下利厥逆，躁不得卧者，死。（344）

伤寒发热，下利至甚，厥不止者，死。（345）

伤寒六七日不利，便发热而利，其人汗出不止者，死。有阴无阳故也。（346）

论：上述四条的死证，正好说明《素问·生气通天论》"阴平阳秘，精神乃治，阴阳离决，精气乃绝"一段，对指导临床具有重要意义。至于第 346 条末句提出"有阴无阳故也"，为什么有阴无阳会死呢？这就是所谓"孤阴不生，孤阳不长"的道理。因为阴阳是对立统一的整体，任何一方都不能失去另一方而单独存在。正如恩格斯说："生命也是存在于物体和过程本身中的不断地自行产生并自行解决的矛盾，这一矛盾一停止，生命亦即停止，于是死就来到。"（《矛盾论》所引）

上述四条，仲师虽然提出是属死证，但是也可用四逆汤之类，以回阳救逆，勉希万一，不可认为已属死证，变束手无策而不救了。

65. 论"邪结在胸中"的"邪"字

原文：病人手足厥冷，脉乍紧者，邪结在胸中，心下满而烦，饥不能食者，病在胸中，当须吐之，宜瓜蒂散。（355）

论：历代注家，对本条"邪结在胸中"的"邪"字，有几种不同解释。例如：①陈修园："病人无他证，忽然手足厥冷，以四肢受气于胸中，胸中为痰饮结聚，斯气不能通贯于四肢矣。脉乍紧者，以痰脉怪变无常，不紧而忽紧，忽紧而又不紧也。实指其病原之所在，曰：邪结在胸中。"（见《伤寒论浅注》本条注）②唐宗海："曰'厥冷'则寒证也，曰'脉紧'则寒脉也。所谓'邪结在胸中'者，即寒邪也。"（见《伤寒论浅注补正》本条注）③《伤寒论语译》（中医研究院编）："'邪'指停痰食滞等致病因素。"

以我的管见：本条"邪结在胸中"的"邪"字，不应当专指为寒邪或痰饮，似应当包括宿食的病因在内，也就是说"邪结在胸中"的"邪"字，是泛指寒邪、痰饮、宿食等致病因素。《金匮要略方论·腹满寒疝宿食病脉证治》说："脉紧如转索无常者，有宿食也。脉紧，头痛风寒，腹中有宿食不化也。"又说："宿食在上脘，当吐之，宜瓜蒂散。"基于上述，可见有宿食证而现脉紧，并且可以用吐法的。何况脉乍紧者的"乍"字，与脉转索无常的"无常"二字，是同一个意义。所以我认为本条"邪结在胸中"的"邪"字，不应当专指某一种致病因素，尤其是更重要的必须结合中医的四诊，辨证分析，然后方可断"邪"是属痰饮，或属寒邪，或属宿食。

巴蜀名医遗珍系列丛书

66. 论下利能自愈的脉象

原文：下利有微热而渴，脉弱者，今自愈。（360）

论：《灵枢·五禁》说："病泄，脉洪大，是二逆也。"又《灵枢·论疾诊尺》说："飧泄脉小，手足温，泄易已。"从上述两段看来，本条的下利证，现脉弱而不洪大，便知道邪气已衰，非逆证可比，况且证见微热而渴，便知道本证已由阴转阳，所以能够自愈。

67. 论下利脉实

原文：伤寒下利，日十余行，脉反实者死。（369）

论：历代注家，对本条解释最精的，当推成无己与郑重光二氏。成氏说："下利者，里虚也，脉当微弱。反实者，病胜藏也，故死。"（见《注解伤寒论》本条注）郑氏说："脉实，则胃气失和缓之状，而真脏之脉独见，邪盛正脱矣。"（引自《医宗金鉴》本条注）

我再补充如下：《素问·平人气象论》说："人无胃气曰逆，逆者死。"又说："脉无胃气亦死，所谓无胃气者，但得真脏脉，不得胃气也。"又《素问·阴阳别论》说："所谓阴者，真脏也，见则必败，败必死也。"《素问·玉机真脏论》说："见真脏曰死，何也……五脏者，皆禀气于胃；胃者，五脏之本也。脏气者，不能自致于手太阴，必因于胃气，乃至于手太阴也。故五脏各以其时，自为而至于手太阴也。故邪气胜者，精气衰也。故病甚者，胃气不能与之俱至于手太阴，故真脏之气独见，独见者病胜脏也，故曰死。"读了《素问》上述几段文献以后，便知道本条所说："脉反实者死"一句，正是发挥《内经》的奥义，并且也知道成氏前注所解释的"病胜脏"以及郑氏前注所解释的"真脏之脉独见"其所以然的道理。

68. 论呕家有痈脓，不可治呕

原文：呕家有痈脓者，不可治呕，脓尽自愈。（376）

论：历代注家，对本条解释最精的，当首推陆渊雷。陆氏说："呕本是病理机转，其人甚困苦，本当以法治之。若呕出痈脓者，则其呕为排除有毒物之天然作用，当与排脓汤、散（皆《金匮》方）等助其祛脓，脓尽则呕自止。若强止其呕，则脓不得出，生他变矣。此条旧注多以为肺痈，余谓是胃或食道之溃疡，当云胃痈。若肺痈则其脓咯出，非呕出者。"（《伤寒论今释》本条注）

我再补充的是:《素问·病能论》说："人病胃脘痈者，诊当何如……诊此者当候胃脉，其脉当沉细，沉细者气逆，逆者人迎甚盛，甚盛则热；人迎者胃脉也，逆而盛，则热聚于胃口而不行，故胃脘为痈也。"王冰说："血气壮盛，而热内薄之，两气合热，故结为痈也。"骆龙吉也说："夫胃为水谷之海，是经多气多血，胃脘曷为而生痈哉？盖由气逆而热甚之所致耳。"（《增补内经拾遗方论·胃脘痛》）从上述几段文献看来，本条提出"不可治呕，脓尽自愈"，即《素问·标本病传论》"先热而后生病者治其本"的意思。

69. 论哕证

原文：伤寒大吐大下之，极虚，复极汗者，其人外气怫郁，复与之水，以发其汗，因得哕，所以然者，胃中寒冷故也（380）

伤寒哕而腹满，视其前后，知何部不利，利之即愈。（381）

论：上述两条，同是哕证，但是有一虚一实的区别。前条的哕证，与本论第194条的哕证，同属胃中虚寒，即《素问·宝命全形论》"病深者，其声哕"的意思；后条伤寒哕而腹满的证，用通利的方法治疗，即《素问·标本病传论》"先病而后生中满者治其标"又"小大不利治其标"的意思。仲师在本论第 194 条提出虚寒的哕证，是教人知道阳明病也有属虚寒的证。在厥阴篇末又提出上述两条的哕证，并列在一起，一方面是教人知道厥阴病也有属虚、属实的证，一方面是教人对虚实证候鉴别的方法。举一个哕证为例，便可以推及其他。

附

临证六十六案

一、外感过汗，少阴亡阳案

黎某，男，32 岁，农民。1954 年 4 月 17 日初诊。

家属代诉：患者患手足厥冷，汗出不止，已达 5 天。因病人身体素弱，易患感冒，10 天以前，病人不慎感受外邪，症见发热恶寒、头痛、汗少等，医者给以羌活、麻黄、细辛、防风之类，以发汗解表，服一剂后，发热与头痛虽愈，然汗出不止，以至于今。

现症：除全身汗出不止以外，尚有背常恶寒，手足厥冷，神倦欲睡，舌苔白润，质淡，口和，二便正常，脉微细欲绝，能食少许稀粥。

临证思辨：此乃外感过汗，少阴亡阳之证也。因汗出不止，背常恶寒，舌苔白润，质淡，口和，二便正常，皆属虚之证。手足厥逆，乃里寒阳气虚，不能外达四肢所致，即《伤寒论·辨厥阴病脉证并治》第 337 条所谓"凡厥者，阴阳气不相顺接"，亦即古人所谓"阴厥"证也。脉微细欲绝者，即沈尧封所说："盖营行脉中，阴血虚，则实其中者少，脉故小；卫行脉外，阳气虚，则约乎外者怯，脉故薄。"（引自陈修园《伤寒论浅注·辨厥阴病脉证篇》所引沈尧封注）此病由于体弱，不能胜任辛温重剂以发汗，以致阳虚不固而脱液，故脉微细欲绝，总属少阴亡阳之证。遂立温经扶阳，补气生津法治之。用四逆汤，其中附子温经回阳，干姜温中散寒，甘草调中补虚，三味相合以回阳，使阳气与阴气相顺接，则手足厥逆自愈。再以党参，生津补气，则血液复，而脉自不绝。另配用艾火灸关元、气海，助阳消阴，更速于药力也。

处方：四逆加人参汤（《伤寒论》方）。

炙甘草 15g　　　干姜 12g　　　生附片^{另包，久煮三小时} 12g　　　党参 12g
水煎服，1 剂。

灸治法：关元灸十壮，气海灸十壮。

4月18日复诊：病人手足已温，精神好转，饮食增加，背恶寒减轻，脉细已有力，再进前方1剂，灸治法同前。次日去探访病人，诸症已愈。

二、头痛（胃中虚寒）案

蒋某，男，54岁，农民。1954年4月10日初诊。

主诉：患前额头痛已8年余。8年以来，每日午后，约一点至两点钟时，即呈前额疼痛，必痛至夜半时方止。每当饿极则欲呕，口淡无味，不渴，舌苔白润，质淡，两手脉缓弱，曾服中西药无效，乃延余诊。

临证思辨：此病状虽现于阳明之经，而病源实在阳明之腑，乃胃中虚寒所致之头痛也。数年以来，诸中医师，尽从阳明经治，是以不愈。《灵枢·顺气一日分为四十》说："夕则人气始衰，邪气始生，故加；夜半人气入脏，邪气独居于身，故甚也。"此病头痛在午后，至夜半时方止者，即正虚不能敌邪之故。因午后人气始衰，夜半人气入脏之时，下焦浊阴之气，趁此上乘于阳明经之部位，故头痛。饿极则欲呕，口淡无味，不渴，舌苔白润，脉缓弱者，皆胃中虚寒之象。因胃中虚寒，故每当饥饿之时，下焦浊阴之气，更趁此由胃上乘于胸中清阳之界，而胸中清阳之界，又拒不受浊邪，是以欲呕也。因立温中降逆法以治之，用仲师吴茱萸汤。以吴茱萸温中散寒，降逆下气，生姜散寒止呕，党参、大枣补虚和中。胃气补，中气旺，则中焦自能抵御邪气；寒邪散，逆气降，则浊阴之气，自不再犯阳明经之部位矣。

处方：吴茱萸汤（《伤寒论》方）。

党参24g　　　吴茱萸12g　　　大枣15g　　　生姜10g

水煎服，2剂。

4月12日，去探访病人，据说：服前方1剂，头痛大减，已不欲呕；再服一剂后，诸症痊愈。半年以后，随访两次，前症均未见复发。

三、头痛（肾阴虚衰）案

聂某，男，52岁，干部。1954年7月20日初诊。

主诉：头痛已4年，加剧已3天。近4年以来，经常反复发作头痛。每当头痛发作时，必令其家人用拳头击其头项，则痛稍缓解，如拳停须臾，则痛复如故。病人家属邀余往诊时，见其子用两拳交换击病人之头项而不止，且面色青黑，舌上无苔，质淡红；语声啾啾然，细而长，似不敢扬；两手脉浮弱，左手尺脉沉细无力。

临证思辨：此属肾阴虚衰所引起之头痛证也。《素问·五脏生成》说："是以头痛巅疾，下虚上实，过在足少阴、巨阳，甚则入肾。"王冰于《素问》本篇上述一段注释说："足少阴肾脉，巨阳膀胱脉。膀胱之脉者，起于目内眦，上额交巅上……络肾，属膀胱。然肾虚而不能引巨阳之气，故头痛而为上巅之疾也。"本证因肾虚而不能引巨阳之气，故成下虚上实；因在上之实邪阻滞，影响气血之流通，故头项痛时，必喜人用拳以击头，击则气血流通，痛可暂缓耳。面色青黑者，即《金匮要略方论·脏腑经络先后病脉证》所谓"又色青为痛，色黑为劳"是也。病人语声啾啾然，细而长者，即《金匮要略方论·脏腑经络先后病脉证》所谓"（病人）语声啾啾然，细而长者，头中病"也。两手脉浮弱者，即《金匮要略方论·血痹虚劳病脉证并治》所谓："脉浮者，里虚也。"况左手尺脉沉细，舌光无苔，非肾阴虚而何？遂立滋补肾阴法以治之。用六味地黄丸，以熟地黄滋阴补肾，山茱萸涩精秘气，丹皮泻相火，山药补脾肾，茯苓、泽泻以利湿热。相火清，湿热去，肾阴足，脾胃强，自能引巨阳之气，而无巅顶头痛之证矣。

处方：六味地黄丸（赵养葵《医贯》方）。

熟地 30g　　　　山药 30g　　　　　　丹皮 12g　　　　茯苓 18g

泽泻 18g　　　　山茱萸 24g

上六味，共为细末，炼蜜为丸。每日早晚，空腹用温开水送服 10g，共服 2 剂。

8 月 5 日，随访病人，据说：前方丸药，刚服一半，头痛已愈，经随访两次，前证未见复发。

四、外感表里皆虚案

彭某，女，54 岁，农民。1954 年 7 月 15 日初诊。

主诉：患外感头身疼痛已一周。一周前，开始出现发热恶寒，无汗，头项强痛，一身疼痛，曾服前医解表发汗之剂未愈，乃延余往诊。

现症：头项强痛，一身疼痛，发热恶寒，寒多热少，如疟状，每日发作二三次，汗少，舌苔薄白有津、质淡，口和，两手脉沉，二便正常。

临证思辨：此乃外感表里皆虚之证也。《伤寒论·辨太阳病脉证并治》第 23 条说："太阳病，得之八九日，如疟状，发热恶寒，热多寒少，其人不呕，清便欲自可，一日二三度发。脉微缓者，为欲愈也；脉微而恶寒者，此阴阳俱虚，不可更发汗、更下、更吐也。"本证头项强痛，一身疼痛，发热恶寒，舌苔薄白有津，虽曾服解表之剂，然太阳之表证仍未除，设使症见热多寒少，脉现微缓，是为欲愈之征，今乃症见寒多热少，脉现沉象，与"脉微而恶寒"，所谓"阴阳俱虚"，有何异哉？"阴阳俱虚"乃言表里皆虚也。《伤寒论·辨太阳病脉证并治中》第 92 条说："病发热头痛，脉反沉，若不差，身体疼痛，当救其里，宜四逆汤。"今病者，以症状言，则邪在表；以脉沉而言，则脉与证不符，乃属于里虚。前医用发汗解表之剂而不愈者，因正气虚衰，而卫阳不足之故也。今既明本证为外感表里皆虚，宜本仲师舍表救里，立温经复阳法以治之。用四逆汤（方解见前）使阳气内振，则卫阳自复，而表邪亦自愈矣。

处方：四逆汤（《伤寒论》方）。

炙甘草 12g   干姜 10g   生附片^{另包，先煎三小时}12g

水煎服，2 剂。

7 月 18 日，随访病人。据说：服前方 1 剂后，诸症痊愈。

五、外感兼水湿内停案

熊某，男，54岁，农民。1953年2月1日初诊。

主诉：前额头痛，兼小便不通，已5日矣。病人于5天以前，忽现发热恶风，汗出，前额头痛，胸部胀痛，不拒按，食不下咽，小便不通，小腹胀痛。前医曾用疏风解表利湿之剂与之服，自觉恶风已减轻，而余症如故，乃延余诊。

现症：除上述症状以外，面色微黄有神，舌苔白滑，质淡红，口和；两手脉浮缓，重按无力，左寸脉弱。

临证思辨：此乃外感兼有水湿内停之证也。因风邪袭于太阳之表，故现发热汗出，恶风，脉浮缓；膀胱气化不行而蓄水，故小便不通，小腹胀痛；水气蒸腾，随阳明经而上冲于头，故前额胀痛；水气蒸腾上达，阴邪弥漫上焦，与正气相搏，故胸部胀痛；水湿内停，故口不渴，舌苔白滑；里虚而兼心阳不振，故脉浮缓，而左寸脉弱。医者，如从阳明经论治以解表，则虚更甚；如从脉象以补虚，则湿更固。宜本《素问·汤液醪醴论》所谓"洁净府"一语，去膀胱之水，方为妙法。遂立表里两解法，用五苓散治之。方中猪苓、泽泻利水于下，茯苓、白术，健脾利湿，桂枝通阳化气，兼能解表，共奏表里两解之功。

处方：五苓散（《伤寒论》方）。

桂枝12g   茯苓15g   泽泻15g   猪苓12g
白术12g

1剂。

上五味，共为细末。每日服3次，每次服10g，温开水下。

2月6日复诊：服前方后，小便已畅利，小腹胀痛及前额痛、发热恶风等症亦愈。惟胸部胀痛，舌苔白，脉缓。改用辛开苦泄，温中除湿法，用桂枝人参汤加枳实。方中之理中汤，足以温中燥湿，桂枝以宣心胸之阳，枳实以破结降浊。此方消补兼施，虚实兼顾，使阳气复而阴邪散，则胸部胀痛自除。况王好古云："枳实佐以参、术、干姜，则益气。"故虽胃弱之人，用之亦无妨也。

处方：桂枝人参汤（《伤寒论》方）加枳实。

桂枝 12g　　　炙甘草 6g　　　白术 12g　　　干姜 12g

党参 16g　　　枳实 6g

水煎服，1 剂。

半月以后，随访病人，得知诸症痊愈，身体康复如常。

六、湿温伤阴案

赵某，男，18岁，农民。1953年8月13日初诊。

家属代诉：病人神志昏迷，不省人事已3天。7天以前，病人因下田打谷受雨，次日即现头及一身胀痛，两膝酸痛，胸部胀痛，不欲饮食，午后热甚，呕吐。前医给以辛温解表之剂无效，复更一医，又用清凉之剂，仍无效。病延数日，以至于此。其家属见病人神昏不语，以为无救，故将病者置于阶前木板上，待死而已。余至，见举家老幼，皆啼哭不止，均向余哀求救命，倘能用药复活，当感谢党和人民政府无已！余亦亟向其家属安慰之，并言尽力而为，以希万一。

现症：神识昏迷，四肢厥冷，午后低热，面色黄而鲜明，小便黄，大便已数日未解，启齿见舌苔白厚而干燥；诊两手脉搏，一息四至，沉取乏力。

临证思辨：此乃湿温伤阴之证也。此病必初为医者治不得法，以致湿遏热伏，熏蒸而发黄；湿热郁蒸过久，上蒙心窍，故神昏；上蒙清窍，故目瞑不欲言；湿遏热伏，故现四肢厥冷，而小便色黄；湿热伤阴，故舌苔白厚而干燥；午后低热者，因午后属阴，湿为阴邪，阴邪旺于阴分故也。两手脉缓者，因缓脉有胃气，又主湿邪故也。吴鞠通《温病条辨·上焦篇》第43条说："头痛恶寒，身重疼痛，舌白不渴，脉弦细而濡，面色淡黄，胸闷不饥，午后身热，状若阴虚，病难速已，名曰湿温。汗之，则神昏耳聋，甚则目瞑不欲言……三仁汤主之。"本证首用辛温之药，发汗以伤阴，继用清凉之品，阻遏其湿热，与吴氏上述之湿温病，由误治之症状，大略相同。因此拟芳香辛淡法以治之。方中用白蔻行气暖胃，建蒲开窍除痰，藿香逐秽，郁金凉心，苡仁、茯苓扶脾利水；茵陈、滑石清热渗湿；用片姜黄破血行气；用海桐皮除湿祛风；再用甘草、石斛、梨汁者，以其能清热养阴也。本方之药，芳香而不燥，淡渗不伤阴，养阴而不腻，是以用之奏效。不用三仁汤者，盖本证阴伤故也。

处方：芳香辛淡法（自拟方）。

白蔻[后下]3g	苡仁 12g	茯苓 10g	茵陈 15g
滑石[包煎]10g	建蒲 6g	广藿香[后下]6g	郁金 10g
石斛 18g	甘草 3g	片姜黄 10g	海桐皮 10g

甜梨汁二杯，冲入药内同服。以上十二味，水煎服，2 剂。

8 月 17 日复诊：服前方 1 剂后，四肢已温，神识已不昏迷，既能识人，又能言语，能进稀粥一盅许，自谓两膝酸痛，观其面色微黄，舌苔转白薄而有津，诊其两手脉搏，一息五至，沉取有力。此时全家见病人各症好转，皆喜出望外！仍用前方去藿香、建蒲、郁金，连服 2 剂。

嗣后随访 2 次，病人服前方后，诸症已愈，已能做一般工作。

七、湿温（热重于湿）案

胡某，男，40岁，教师。1951年7月2日初诊。

主诉：头痛发热已3天。3天前，突现头重痛，胸痞，午后发热，汗少，睾丸肿大，曾服中药未减。

现症：除上述症状全具外，腹泻一日2～3次，舌苔黄白而滑，质红，口渴饮少，小便黄，脉右关洪大，余脉浮大而虚。

临证思辨：此乃湿温病，所谓热重于湿也。《素问·生气通天论》说："因于湿，首如裹。"又《素问·刺热》说："脾热病者，先头重……身热。"据此，知本病头重痛，为脾经先受湿热，继而窜入经络所致。《素问·金匮真言论》说："平旦至日中，天之阳，阳中之阳也；日中至黄昏，天之阳，阳中之阴也。"王冰于本篇上述一段注释说："日中阳盛，故曰阳中之阳；黄昏阴甚，故曰阳中之阴。"本证现午后身热者，盖湿为阴邪，人受湿邪，当午后阳虚之时，抵抗力弱，湿热熏蒸外达，故午后而现身热；太阴之湿，与阳明之热交蒸，热重于湿，故口渴，舌苔黄白而滑，小便黄，而右关脉洪大；清气不升，故腹泻；浊气不降，故胸痞；睾丸肿大者，乃脾胃之湿热，已涉及肝。然病虽涉及于肝，而本证之病因，实由脾胃之湿热所引起，故不必治肝，而宜清脾胃之湿热，湿热去，则诸证自愈，即古人所谓"治病必求其本"也。遂立辛温、甘淡，复甘寒法以治之。用三仁汤中之杏仁、蔻仁以开上焦，宣肺化湿；半夏、厚朴温运湿邪；通草、苡仁、滑石，淡渗利湿；竹叶清热透邪。另加扁豆、茅术补脾除湿，芦根清热降火。本证虽热重于湿，然方中不复以苦寒，而复以甘寒药者，盖恐苦寒化燥故也。

处方：三仁汤（《温病条辨》方）加味。

巴蜀名医遗珍系列丛书

杏仁 10g　　苡仁 18g　　　通草 10g　　　滑石^{另包，先煎半小时} 16g

芦根 18g　　厚朴 10g　　　扁豆 10g　　　茅术 6g

法夏 6g　　白蔻^{后下}3g　　淡竹叶 10g

水煎服，1 剂。

7 月 4 日复诊：服前方后，头重痛与胸痞均减轻，腹泻已止，睾丸肿大亦减轻，午后身热已微，出汗稍多，右关脉已不洪大，仍用前方再服 1 剂。

嗣后随访病人 2 次，自服前方以后，诸症痊愈，未见复发。

八、湿温（湿重于热兼外感）案

杨某，女，61岁，农民。1954年8月17日初诊。

主诉： 恶寒发热，头痛已3天。3天前，因感冒后，开始头两侧痛，头昏头重，恶寒发热，无汗，四肢酸痛，胸腹痞满，口渴不引饮，口苦。前医曾投以清凉解表剂二帖，未效，因延余诊治。

现症： 除上述症状全具外，近日头重痛与四肢酸痛，较前更剧，舌苔白滑，质淡红，左脉浮弦而迟，右脉缓弱。

临证思辨： 此乃湿温病，湿重于热，兼有外感之证也。外有太阳之表证，故发热恶寒无汗，而左脉现浮；邪入少阳之经，故现头两侧痛；邪入少阳之府，故现口苦；少阳经府俱病，故左脉浮而兼弦，湿邪郁于三焦，故胸腹痞满，舌苔白滑，而口渴不引饮。前医用辛凉解表剂而无效者，盖辛凉之品，能祛上焦之风热，而不能宣疏肌表之湿，亦不能宣畅三焦之气机，运化脾胃之湿浊也。方不对证，是以不应。遂立表里两解法治之。用小柴胡汤中之柴胡、黄芩，以和解少阳之邪，用蔓荆子以搜太阳之风，独活通达周身，而散风胜湿。另配平胃散，用苍术燥湿强脾，厚朴除湿散满，陈皮利气行痰。因甘能令人中满，又与湿有碍，故去甘草，另加藿香以去秽气，枳壳以消痞满，杏仁以降肺气，茯苓以利水湿。此方于表里、上、中、下三焦兼顾，故用于本证之湿温病，湿重于热，表里皆病者，服1剂而奏效。

处方：小柴胡汤（《伤寒论》方）合平胃散（《和剂局方》）加减。

柴胡 12g	黄芩 6g	蔓荆子 10g	广藿香^{后下} 6g
独活 3g	白蔻^{后下} 6g	广陈皮 10g	油朴 10g
法夏 6g	茅术 10g	茯苓 10g	枳壳 3g

杏仁 10g

水煎服，1 剂。

8 月 19 日复诊：服前方后，汗出，已不恶寒发热，头重痛与胸腹痞满大减，食欲增加，口微苦，舌苔同前，脉一息五至，左脉仍浮而弦，右脉缓弱。仍用前方去蔓荆子、独活、改油朴为 6g，水煎服，2 剂。

一周以后，随访病人，得知服前方后，诸症痊愈，已能做轻劳动矣。

九、湿温案

胡某，男，52岁，儿科中医师。1956年8月7日初诊。

病人午后低热，头重痛，咳嗽，胸痞已3天。病人于初病时，自拟中药处方，用二陈汤加发汗解表药，服1剂未效，继又加入生姜、附片服1剂后，病仍未减。

现症：除上述症状全具外，病人神昏欲睡，不欲言语，身微热而有汗，口微渴饮少，舌苔白黄厚腻，质红，脉两手寸关尺皆弦细而濡。

临证思辨：某中医师正处以麻黄、熟附片、细辛之类。适余与王祚久老师同往探视病人，察其舌苔、脉象及诸症，如上所述，余乃向王老师说：此乃湿温病，而非少阴病之麻黄附子细辛汤证也。何以知之？病人昏昏欲睡，不欲言语者，乃湿热熏蒸，将上蒙心窍之兆，非少阴病之但欲寐也；舌苔白黄厚腻者，乃湿热与秽浊之气，壅阻三焦所致，若少阴病，则绝无此种舌苔。午后低热者，因湿为阴邪，阴邪旺于阴分故也。若少阴经感受寒邪，虽有"反发热"之症，然发热不仅在于午后也。口渴饮少者，乃湿热郁于三焦所致。若少阴经感寒，则绝无口渴之症。脉弦细而濡者，即雷少逸《时论篇》论"湿温"所谓"是病之脉，脉无定体"是也，与少阴病之"脉微细"则大有区别。况病人有头重痛、胸痞，知湿邪阻于上焦；有咳嗽痰多，知素有痰湿者乎？王老师闻其言，遂向病人审其脉，察其舌苔，乃向某中医师说："此真湿温病也。"某中医师亦虚怀若谷，尽弃其所书之麻黄附子细辛汤，而与余、与王，三人共议芳香化浊，甘淡利湿，佐以清心开窍之法以治。用三仁汤（方解见前）另加郁金行气清热，石菖蒲开窍祛痰。方与证合，服后果然奏效。

处方：三仁汤加味。

杏仁 10g　　白蔻^{后下} 6g　　　厚朴 6g　　法夏 10g

苡仁 15g　　滑石^{另包，先煎} 15g　　通草 6g　　淡竹叶 6g

郁金 10g　　石菖蒲 3g

水煎服，2 剂。

3 日后，探视病人，其人神智已清，已不发热、头痛与胸痞，舌苔白，脉弦，咳嗽未愈。前方再进 1 剂，服后诸症痊愈，未见复发。

十、温病伤阴案

陈某，男，7岁。1953年5月2日初诊。

其母代诉：患儿于2天前，午后与群儿出外游戏，归家后，忽然浑身发热汗出，次晨即现两足不能立地，四肢抽搐，项强，家人骇极，因带其子来延余诊。

现症：除上述症状全具外，面色微赤，发热汗出不止，舌苔白黄而燥，质微红，口渴，小便短赤而涩，两手脉细数而无力。

临证思辨：此乃温病伤阴也。《素问·痿论》说："阳明者，五脏六腑之海，主润宗筋，宗筋主束骨而利机关也。"今湿热入于阳明，津液被劫，宗筋失润而纵缓，带脉不引，是以筋骨懈怠，机关失运，而两足不能履地；肝主筋，肝经之脉，上行夹胃，胃热伤阴，阴虚则筋脉失养，风火内旋，故项强而四肢抽搐；湿热入于阳明经，故面赤、发热、汗出、口渴；热入气分，已伤营阴，故舌白黄而燥，质微红，小便短赤而涩。遂立息风清热养阴法以治，用薄荷、钩藤、菊花，以息风热，知母、贝母、连翘以清热，玄参、麦冬以养阴，甘草调和诸药。此方标本兼治，加以治疗及时，故服后奏效甚捷。

处方：息风清热养阴法（自拟方）。

薄荷^{后下}6g　　钩藤^{后下}10g　　菊花10g　　知母10g

贝母10g　　连翘10g　　玄参12g　　麦冬10g

甘草3g

水煎服，2剂。

5月6日，据病儿之母说，自服前方以后，诸病已愈，健步已如常人。

十一、温病（热伏营分）案

尹某，女，16 岁，学生。1952 年 12 月 14 日初诊。

家属代诉：发热头痛已数小时。因昨日从校中归家，夜半时，突然患头昏疼痛，发热无汗，口渴心烦，恶热，呕吐，家人尽骇，急求某医生用西药治疗后，诸症如故，因此求余往诊。

现症：除上述各证全具外，舌苔白，而无津液，质红，左脉细，右脉伏。

临证思辨：此乃温病，热伏于营分所致。因外感温热之邪，故头昏疼痛，发热，口渴；热伏于里，不能外达于表，故心烦恶热，发热无汗，呕吐，而脉亦现伏；温热伤阴，故舌苔白而无津液，舌质红，左脉细数。乃立清营透热法以治之。方中用玄参以补水，花粉以生津，银花、连翘、黄芩以清热，竹茹以清热止呕，菊花、钩藤、僵蚕以祛风，蝉蜕、薄荷，轻宣以透邪外达，再用甘草以调和诸药，本方表里兼顾，故用之有效。尚此病徒用药以治表，则内热更炽，阴液更伤；徒用药以清里，则邪无外达，必致成痉厥，治之较难矣。故医者于此，认证既的，而治疗尤当及时，方不致误人性命也！

处方：轻营透热法（自拟方）。

玄参 12g	花粉 12g	银花^{后下}10g	连翘 10g

玄参 12g　　花粉 12g　　银花 后下 10g　　连翘 10g

黄芩 10g　　竹茹 10g　　菊花 10g　　钩藤 后下 10g

僵蚕 10g　　蝉蜕 后下 10g　　薄荷 后下 10g　　甘草 6g

水煎服，1 剂。

12 月 16 日复诊，服前方后，各证均减轻，呕吐心烦已止，口渴，舌苔白而少津液，质红，两手脉浮数，按之无力，此伏热已由营分透出卫分，故脉现浮数，惟阴液虚少，故脉重按无力，遂立祛风清热养阴法以治之。用玄参、生地以养阴，麦冬、花粉以补液，银花、连翘、淡竹叶以清热，薄荷、菊花以祛风，甘草协和诸药，阴液足，内热清，外邪解，故诸症自愈。

处方：祛风清热养阴法（自拟方）。

玄参 12g	生地 12g	麦冬 10g	花粉 10g
银花^{后下} 10g	连翘 10g	淡竹叶 10g	薄荷^{后下} 10g
菊花 10g	甘草 6g		

玄参 12g　　　生地 12g　　　麦冬 10g　　　花粉 10g

银花^{后下}10g　连翘 10g　　　淡竹叶 10g　　薄荷^{后下}10g

菊花 10g　　　甘草 6g

水煎服，2 剂。

3 日后，随访病人，得知病人服药后，诸症痊愈，已入校读书矣。

十二、温病（误汗伤阴，阳明腑实不通）案

杨某，男，18岁，农民。1954年8月21日初诊。

家属代诉：腹胀痛、大便不通已4天。因4天以前，突然头痛发热，汗出，口渴，前医以风热论治，施以银翘散1剂，服后头痛略减，而余症如故。继施以苏叶、防风、荆芥等辛散之品，乃汗出不止，口渴愈甚，甚至腹胀痛，大便不通，故延余与叶子永医师往诊。

现症：病人神昏谵语，面垢齿燥，舌苔黑而无津，质红；口渴饮冷，量多，扪其腹，则胀痛拒按，午后潮热，汗出，已三日未进食；左脉细涩，右脉沉实。患者之父母，年逾花甲，只此一子，见其子病垂危，声泪俱下，哀求救命。

临证思辨：此乃温病，由于误汗伤阴，而成阳明腑实不通之证也。因阳明腑实不通，故现腹胀痛拒按；胃络上通于心，肠胃热邪充斥，则心神被扰，故现神昏谵语；柯韵伯《伤寒论注·阳明病脉证下》注释说："申酉为阳明主时，即日晡也。"因阳明腑实不通，当此阳明正旺之时，内热熏蒸，故现午后日晡时，潮热汗出；阳明热盛伤津，故口渴；阳明之脉荣于面，阴伤，则面之光泽不华，故面呈垢浊；《素问·阴阳应象大论》说："心主舌"又说："肾生骨髓……在色为黑。"叶香岩《外感温热篇》说："齿为肾之余。"因肾水亏虚，心火不炎，故齿燥、舌苔黑而无津，质红；右脉沉实，表明阳明之腑实不通；左脉细涩，表明少阴之肾阴虚衰也。余与叶医师，遂共立咸寒苦甘，以苦辛通降法，用增液汤合大承气汤以治之。方用玄参、麦冬、生地以滋阴泻火；枳实、厚朴以破气散满；大黄、芒硝以下有形积滞，此仿古人"助水行舟"法也。

处方：增液汤（《温病条辨》方）合大承气汤（《伤寒论》方）。

玄参 30g　　　　麦冬 20g　　　　生地 24g　　　　枳实 10g

厚朴 10g　　　　生大黄 10g　　　　芒硝 12g

1 剂。

上七味，以水三盅，先煎枳实、厚朴，煮取二盅，去滓，纳大黄，再煮取一盅，去滓，纳芒硝、玄参、生地、麦冬，更上微火，约数分钟，分温三服，以下至腹不拒按为度。

8 月 23 日复诊：服前方后，病人神识已清，大便已通，惟粪色黑而光亮，混有暗褐色血液，胸腹胀痛减轻；舌苔已转黄燥，中带微黑；右脉沉而有力，左脉细，已无涩象；身微汗，仍以前法治之，方药同前，惟减轻剂量耳。

处方：

玄参 24g　　　　麦冬 12g　　　　生地 18g　　　　枳实 3g

厚朴 6g　　　　生大黄 6g　　　　芒硝 6g

1 剂，煎服同前。

8 月 25 日复诊：胸腹胀痛已除，大便已转正常，食欲欠佳，舌苔微黄少津，质微红，两手脉细。盖脉细主气衰，舌苔微黄少津，亦属阴亏之象，因胃之气阴亏损，故见证如是。《温病条辨·中焦篇》第 12 条说："阳明温病，下后汗出，当复其阴，用益胃汤主之。"今本此理，乃立甘凉法，用益胃汤加味以调养之。方中用明沙参、玉竹以补气阴，生地、麦冬、冰糖以补液，再加石斛以益精，梨汁以养胃，用此以善其后也。

处方：益胃汤（《温病条辨》方）加味。

明沙参 12g　　　玉竹参 12g　　　生地 12g　　　麦冬 12g

石斛 12g　　　　冰糖 10g

梨汁半盅。2 剂。

上七味，前五味，先用水煎，去滓，将梨汁、冰糖，冲入药内同服，分作三次服。

8 月 28 日，患者在其父陪同下，特来向余与叶医师致谢，并云近日食欲猛增，故其精神大振，身体康复如常。嗣后又随访病人两次，皆见康复如旧。

十三、温病（热伏血分）案

彭某，女，18岁。1938年4月1日初诊。

家属代诉：病人一身发热已2天。2天以来，一身发热有汗，心烦口渴，漱水不欲饮，全身肌肤发出黑色斑块，举家惊惶失措，其父特来求余往诊。

现症：病人神情清爽，遍身黑斑光亮成片，舌苔黑而干燥，质红，两手脉伏，余症同前所述。

临证思辨：此乃温病，热伏于血分所致之证也。因感温热之邪，故发热汗出；热伏于血分，故心烦口渴，漱水不欲饮；热伏血分，邪从肌肉而出，故发斑块；热胜毒盛，故黑斑光亮；阴虚火炽，故舌黑而干燥，质红；火邪郁伏于里，不得发越，故脉伏。叶香岩《外感温热篇》说："黑斑而光亮者，热胜毒盛，虽属不治，若其人气血充者，或依法治之，尚可救；若黑而晦者必死。"又说："斑疹皆是邪气外露之象，发出之时，宜神情清爽，方为外解里和。"今病者，年龄尽18岁，气血尚充，且斑黑而不晦，又神情清爽，足见有可治之机，遂立清热凉血解毒法，用犀角地黄汤治之。方中用犀角解胃热而清心火，白芍和血脉而敛肝阴，生地凉血而滋水，丹皮泻血中伏火，血热清，伏火散，则邪从外越，而诸症自涣然冰释矣。

处方：犀角地黄汤（严用和《济生方》）。

犀角^{为末分三次冲服}3g　　　白芍6g　　　生地24g　　　丹皮10g

犀角^{为末分三次冲服}3g

水煎服，1剂。

4月3日复诊：全身斑块逐渐消散，发热口渴减轻，舌苔黑而略有津液，两手脉数，已无伏脉之象，原方再进：2剂。

一周后，随访病人，得知患者诸症已愈，身体康复如常。

十四、伏暑（夹湿伤阴）案

杨某，男，14 岁，学生，1954 年，9 月 23 日初诊。

家属代诉：头痛发热已 2 天。2 天前，病人自学校归家后，即感觉头昏重痛，腿痛，寒热如疟状，一日发作数次，急求余诊。

现症：一身无汗，微咳，口苦，口渴饮冷，小便色黄，大便正常，舌苔白而干燥，质红，两手脉濡。余症同前所述。

临证思辨：此乃伏暑感受新凉引发，并夹湿与伤阴也。因伏天所受之暑，其邪盛，患于当时；其邪微，发于秋后。是时凉风飒飒，侵袭肌肤，新邪欲入，伏气欲出，故寒热发作如疟而无汗；热伏于内，故口苦，口渴而饮冷；热伤于肺，故微咳；暑中夹湿，故头昏重痛与腿痛；热极伤阴，故舌苔白而干燥，质红，两手脉濡。遂立解表清暑利湿法以治之。用薄荷以散风，青蒿以解暑，连翘清心，黄芩泻热，苡仁、滑石以利湿，花粉、石斛以益阴，少佐以青皮者，一则助薄荷之发汗散邪，一则使体内之气机流动，有益于湿邪之外出，而不为花粉、石斛之碍于湿；再加甘草者，协和诸药也。

处方：解表清暑利湿法（自拟方）。

薄荷^{后下}10g　　青蒿^{后下}10g　　　　连翘 10g　　　黄芩 10g

苡仁 10g　　　滑石^{另包，先煎}10g　　花粉 10g　　　石斛 10g

青皮 6g　　　甘草 3g

水煎服，1 剂。

3 日后，随访病人，服前方后，诸症已痊愈。

十五、伏暑夹湿案

张某，男，25岁，农民。1954年9月27日初诊。

主诉： 头痛发热已4天多。4天以前，因务农回家后，突然头昏重痛，腰痛，寒热如疟，热多寒少，每日发作数次，汗少，口苦，心烦，口渴饮冷，前医用小柴胡汤从少阳经中风论治，服药后无效。乃延余诊。

现症： 除上述症状全具外，舌苔白而厚腻，质红，两手脉缓而滞，小便黄，大便正常。

临证思辨： 此乃伏暑夹湿之证也。《素问·生气通天论》说："因于露风，乃生寒热。"《素问·脉要精微论》说："风成为寒热。"本病乃暑天所受之暑，因其邪尚微，当时未发，遇秋季凉风侵袭肌肤，在外之新邪，与在内之伏气相搏，出者不得其出，入者不得其入，故寒热如疟。疟疾之发作有定时，此则因新邪与伏气相搏时，则寒热发作，不相搏时，则寒热停止，故寒热无定时，而一日数发，所以称为"如疟"也。本证因暑多于湿，故寒热发作时，热多寒少；暑热内盛，故口苦、心烦、口渴饮冷、小便黄；暑中夹湿，故头昏重痛，腰痛，舌苔白而滑腻，脉缓而滞。如从证治则宜凉，从脉治则宜温。药徒用凉，则湿不能去；药徒用温，则热势必增。遂立清暑燥湿法治之。用青蒿、荷叶以解暑，知母、黄芩以清热，滑石解肌行水，泽泻行水利湿，厚朴平胃调中，且能散湿；苍术补脾燥湿，兼能发汗。用石斛者，因防苍术、青皮等之过于温燥，而伤阴液也。

处方： 清暑燥湿法（自拟方）。

青蒿^{后下}10g　　　　荷叶 10g　　　　知母 10g　　　　黄芩 10g

滑石^{另包，先煎}10g　　　泽泻 10g　　　厚朴 6g　　　苍术 6g

青皮 6g　　　　　　甘草 3g　　　石斛 12g

水煎服，2 剂。

3 日后，随访病人，见诸症已愈，已如常人。

十六、伏暑（热重于湿兼伤阴）案

刘某，女，62岁，农村妇女。1954年9月10日初诊。

主诉：头身疼痛，寒热发作已3天。3天前，因晚间久坐庭中纳凉，次日即现头身疼痛，寒热发作如疟，一日数发，微汗，前医认作疟疾，以小柴胡汤加常山、草果之类治之，服药后，诸症如故，因延余往诊。

现症：除上述诸症全具外，舌苔白黄而燥，两手脉濡而数。

临证思辨：此乃伏暑，热重于湿，且有伤阴之证也。本证因于秋后纳凉，凉风侵袭肌肤，引动伏邪欲出而不能，遂致新归之邪，交争于肌肤之间，故寒热如疟，一日数发，而与疟疾之寒热发作有定时不同也。由于暑热内盛，故口苦，口渴饮冷；湿阻经络，故头身疼痛；暑热伤阴，故舌苔白黄干燥，两手脉濡数。《金匮要略方论·疟病脉证并治》说："疟脉自弦。"今脉不弦，知其非疟，既非疟疾，是以前医用截疟之法治之而不应也。遂立清暑养阴，佐以除湿法治之，用青蒿解暑，连翘、黄芩清热，明沙参、石斛、花粉益阴生津，木贼发汗，而升散火郁，茅术健脾除湿，秦艽燥湿祛风，甘草调和诸药。本案与前案之证，同为伏暑夹湿，惟前者湿热并重，故清暑与燥湿药相等之量以治之；本证因热重湿轻，故于清热中，略佐燥湿之品，并重用养阴之药以治疗。所以同为伏暑之病，尤当审其兼夹证之多少，然后随证施治，方能奏效。

处方：清暑养阴，佐以除湿法（自拟方）。

青蒿^{后下}10g　　连翘10g　　黄芩10g　　明沙参12g

石斛12g　　花粉12g　　木贼10g　　茅术3g

秦艽 6g   甘草 3g

水煎服，1 剂。

一周以后，病人家属因病来求余诊，据说：病者自服前方后，诸症痊愈。

十七、产后伏暑（暑热伤阴夹湿）案

张某，女，40岁，教师。1952年8月21日初诊。

主诉：一身疼痛，时寒时热已5天。3年前，因秋天在产褥中受凉，现恶寒无汗，心烦口渴，乃卧床盖被过厚，不久即汗出而解。此次正当产后十余日，又感受凉风，有时微热，有时微寒，心烦口渴，卧床自盖厚被，仍汗出而外邪已解。然自是以后，卧时盖被，则心烦汗出，骨中烧痛，倘若弃被不盖，则被凉风侵袭，而骨中冷痛，因此延余往诊。

现症：除表邪已解而外，有心烦口渴，气短心累，四肢倦怠，自汗出，舌苔白而无津，两手脉濡。

临证思辨：此乃暑热伤阴夹湿之证也。因胎前感受暑邪较轻，当时未发，继而产后，秋凉乘虚侵入肌肤，引动伏邪外出而不能，遂致寒热交替发作。今病人卧时自盖厚被，虽汗出而外邪已解，然而热未消，故心烦口渴，汗出，盖被则骨中烧痛；暑伤元气，故短气，心累，四肢倦怠无力；热伤阴津，故舌苔白而无津液，两手脉濡；至于弃被不盖，则骨中冷痛者，湿阻经络之象也。薛生白《温热篇》说："暑月热伤元气，气短，倦怠，口渴，多汗，脉虚而咳者，宜人参、麦冬、五味子等味。"叶香岩《三时伏气外感篇》说："张凤达云：暑病首用辛凉，继用甘寒，再用酸泄、酸敛，不必用下，可称要言不烦矣。"今余师其意，乃立甘寒、甘淡，复酸敛法治之。用明沙参、麦冬、五味子养阴以补元气，此即孙思邈之"生脉散"，不过以明沙参换人参，专补肺之气阴，以清心耳。另加连翘以清心，荷叶以解暑，丝瓜络以通经络，白扁豆以解暑热，六一散与通草清热利湿。本证之湿，只宜甘淡，不可以与温燥，倘用苍术辛烈之品，不惟燥伤津液，且汗出愈多，元气更伤，杀人如反掌矣。此病与前案刘某之病，同为暑热伤阴夹湿，而立法、处方、用药之不同者，前者元气未伤，后者元气已伤故也。

处方：生脉散（《千金要方》）加减。

明沙参 12g	麦冬 10g	五味子 6g	连翘 10g
鲜荷叶 10g	丝瓜络 12g	白扁豆 12g	滑石^{另包，先煎} 10g
甘草 3g	通草 10g		

水煎服，2 剂。

3 日后，随访病人，自服前方后，精神好转，已无别恙，并向余致谢不辍。

十八、伤暑兼薄厥案

罗某，男，48岁，农民。1954年6月4日初诊。

家属代诉：病人神志昏迷已1天。昨天病人上街赶集，与人发生口角，归家向家人谈诉后，昨夜即现头痛，一身发热，口渴，心烦，微汗出，今晨天明起床，即狂言漫骂，用木棍及家具打人，约数分钟许，便倒地现神智不清，呼之不应，因此求余往诊。

现症：各症如上所述以外，启齿观其舌苔白黄而滑腻，质红；切其左手脉浮弦，右脉浮弱。

临证思辨：此乃伤暑兼"薄厥"之证也。盖暑天入市赶集，感受暑邪，故一身发热，头痛，心烦，口渴；表邪外郁，汗出不透，故一身发热，微汗，而脉浮；病者与人发生口角，必致大怒，大怒则气上逆而不下行，阳气逆，不但血随气上，且痰亦随之上逆，而蒙蔽心窍，神明失其所主，故狂言漫骂，甚至倒地不省人事。此即《素问·生气通天论》所谓"阳气者，大怒则形气绝，而血菀于上，使人薄厥"是也。《素问·阴阳应象大论》说："肝主目……在志为怒，怒伤肝。"本病由于大怒伤肝，肝气郁结，故左脉呈弦象；舌苔白滑腻者，夹痰湿之象也；舌质红者，内热之征也。遂立解表清热、祛痰除湿解郁法以治之。用白芷、秦艽以祛风，香薷、荷叶以清暑，石斛补脾而除虚热，滑石泻热而行水湿，石菖蒲开窍祛痰，广藿梗化痰除湿；用厚朴、杏仁以降气，气降，则血与痰俱随之而下行；用郁金以解郁，郁解，则肝气自然疏畅；用甘草者，与石斛相配，即《素问·脏气法时论》所谓"肝苦急，急食甘以缓之"之意也。

处方：解表清热，祛痰除湿，佐以解郁法（自拟方）。

白芷 10g	秦艽 10g	香薷 10g	荷叶 10g
滑石 另包，先煎 10g	石菖蒲 10g	广藿梗 10g	厚朴 6g
杏仁 10g	郁金 10g	甘草 3g	

水煎服，1 剂。

6 月 6 日复诊：病人发热已止，神智清醒，已能言语，略进稀粥半碗。自诉头两侧及前额痛，一身胀痛，恶寒汗出，口苦，口微渴，胸胀痛，噫气，四肢倦怠，小便黄而涩痛；舌苔白、质红，两手脉同前。此暑邪与痰湿俱减轻，然外有寒邪，而内有肝热郁结，兼脾气虚弱，故见证如是。宜改用解表和里、疏肝清热除湿法。用柴胡散肝木之郁，兼能和中解表；胆草泻肝胆之火，能除下焦湿热；白芷祛风除湿，党参益气补中，花粉清热生津，苡仁清热利湿。用杏仁、桔梗、木香、枳壳以调气，即汪昂《本草备要》所谓"怒则肝气上，肺气调，则金能制木而肝平"也；用甘草者，一则协和诸药，一则缓肝之急也。

处方：解表和里，疏肝清热除湿法（自拟方）。

柴胡 12g	龙胆草 10g	白芷 10g	党参 12g
花粉 12g	苡仁 18g	杏仁 6g	桔梗 10g
枳壳 6g	木香 6g	甘草 6g	

水煎服，1 剂。

五日以后，随访病人，自服前方后，各恙均愈，已能参加劳动矣。

十九、伤暑（暑热伤阴夹湿与食）案

王某，男，18 岁，农民。1954 年 9 月 11 日初诊。

家属代诉：胸腹胀痛，神昏谵语已 6 天。6 天前，因在烈日中，下田打谷，受暑与湿，加以饮食不慎，以致停食，遂现发热汗出，头项强痛，头昏且重，心烦口渴，胸腹胀痛等症。前医用辛温解表之药，服后汗出不止，口渴益甚，反增他病，命濒于危，因求余往诊。

现症：病人神昏谵语，午后潮热，面垢，涎汗多，有时呼心中难过，口渴，口苦，头重痛，扪其腹，则胀痛拒按，嗳气臭，大便稀溏、色黄，小便短赤，舌苔黄黑而燥、质红，左手脉细，右手脉濡。

临证思辨：此乃暑热伤阴，且夹湿邪与宿食之证也。因伤暑热，故发热，汗出，心烦，口渴，口苦；因外受湿邪，故头项强痛，一身胀痛，头昏且重；胃中热盛，与宿食相合，阻滞于中，故胸腹胀痛拒按而嗳气臭，且现潮热，谵语；阴津亏损，故舌苔黄黑干燥而质红，左手脉细，右手脉濡；小便短赤，乃内热伤阴之征；大便稀溏，为脾经有湿之象。此大便稀溏，与《温病条辨·中焦篇》阳明温病之"热结旁流"不同。"热结旁流"乃纯利稀水而无粪，此乃水粪夹杂，故知脾经有湿也。本证已面临阳明津液极亏之候，设使顾虑大便稀溏，而不敢下，则危在旦夕矣。《素问·至真要大论》有"通因通用"之法，本证宜仿用之。遂立攻里养阴，佐以祛风除湿法以治。用山楂、神曲健脾消食；枳实、厚朴下气宽肠；大黄、芒硝荡涤邪热；石斛、花粉益阴生津；玄参壮水而制火，秦艽祛风而除湿，炙甘草以缓正气。此方乃用大承气汤加味而成，只宜暂用，俟胃中之实热与宿食去，津液已生，神识清醒，随即当扶脾除湿，此中医治病所以有先后缓急之不同也。

处方：大承气汤（《伤寒论》方）加味。

山楂 10g	神曲 10g	枳实 6g	厚朴 10g
大黄^{酒洗} 10g	芒硝 12g	石斛 12g	花粉 12g
玄参 12g	秦艽 24g	炙甘草 6g	

1 剂。

上 11 味，以水三盅，先煮枳实、厚朴，煮取二盅，去滓，纳大黄、山楂、神曲、石斛、花粉、玄参、炙甘草，煮取一盅，去滓，纳秦艽、芒硝一两沸，分温作二次服。

9 月 13 日复诊：病人服药后，解出黑黄色稀大便许多，已不潮热，胸腹已不胀痛，舌苔已转为微黄色、质微红，略有津液；惟一身胀痛、头昏重痛及脉象同前，食欲不振，时饮热汤，小便黄而涩痛，此乃内有余热未清，外之湿邪未除，加以脾虚胃弱，宜改用扶脾燥湿，清热养阴法以收功。用泡参以扶脾益气，茅术以燥湿强脾，陈皮快膈调中，秦艽散风除湿，苡仁与滑石，补脾胃而行水；石斛配甘草，除邪热而益阴。盖胃为阳土，脾为阴土，胃喜润而恶燥，脾喜燥而恶湿。本证因胃中之余热未清，故须用润剂；脾经之湿邪未除，故宜施燥药。润剂与燥剂虽相反，然见证如此，二者相伍，其实乃相得益彰。

处方：扶脾燥湿，清热养阴法（自拟方）。

泡参 12g	茅术 10g	陈皮 10g	秦艽 18g
苡仁 30g	滑石^{另包，先煎} 12g	石斛 12g	甘草 3g

水煎服，2 剂。

4 日以后，随访病人，服前方后，诸症已愈，并又参加劳动矣。

二十、麻疹（肺阴亏损，邪热亢盛）案

卢某，男，4岁。1954年10月9日初诊。

家属代诉：患儿发热，出麻疹已2天。10月7日午前，发现小儿发热，汗少，目赤，流泪，咳嗽，口渴。次日即发现头身皮肤发出麻疹，前医曾用升提之药，服后罔效，今乃见气喘，鼻翼扇动，腹胀痛拒按，大便不通，其家属见其病势危急，特来延余与叶子永医师往诊。

现症：除上述诸症全具外，全身麻疹色赤，神情清爽，舌苔黑而干燥、质红，齿黑少津，左脉细数无力，右脉沉实。

临证思辨：此麻疹乃肺阴亏损，邪热亢盛之候也。凡治麻疹之法，第一期，宜宣毒发表，第二期，宜化毒清表，第三期，宜除热清肺养阴。本证初发病时，发热、咳嗽、口渴，内外之邪热皆重，医者不用宣毒发表之剂，反用升麻、柴胡等药之升提，则邪热不惟不退，反助火热上炎，肺阴受损，故现气喘，鼻翼扇动；在外之邪热亢盛，故发热与全身之麻疹未退；在内之阴津受损，影响肠胃之气机不运，故腹胀痛拒按，大便不通，舌乃心之苗，齿乃骨之余，心火炽盛，不惟肺胃之阴伤，且肾阴受损，故舌苔黑而干燥、质红，且齿亦焦黑；阴虚火炽，故左脉细数；腑实不通，故右脉沉实。叶香岩《外感温热篇》说："舌黑而干者，津枯火炽，急急泻南补北。"今本证虽宜泻南补北，然在外之邪热未退，麻疹未消，倘不兼透外邪，开邪之出路，徒清内热，则恐外邪内陷，必致痉厥矣。遂立泻火养阴、宣毒发表法以治之。用生地凉血泻火，犀角解毒凉心，知母泻火而滋阴，大黄泻热而通便，玄参、麦冬以养阴，杏仁、桔梗而镇咳，薄荷祛散表邪，甘草调和诸药。本证之治法，即《素问·脏气法时论》"心欲软，急食咸以软之"，以及《素

问·至真要大论》"火淫于内，治以咸冷，佐以苦辛"是也。

处方：泻火养阴，宣毒透表法（会诊共拟方）。

生地 10g	犀角^{研末冲服}0.1g	知母 6g	生大黄^{后下}3g

生地 10g　　犀角^{研末冲服}0.1g　　知母 6g　　生大黄^{后下}3g

玄参 10g　　麦冬 10g　　　　杏仁 6g　　桔梗 4g

薄荷^{后下}6g　　甘草 6g

水煎服，1 剂。

10 月 12 日复诊：患儿服前方后，每次已能解大便一次，每餐能进半碗稀粥，已不气喘，尚微咳，一身微热，有汗，麻疹已逐渐消退，口渴，舌苔已转为黄燥、质红，齿已不焦黑，脉两手皆细而略数。余与叶医师见此虽火势已平，然在内之阴津尚未复原，在外之余热尚未退尽，再本前法，去大黄之通便、犀角之解毒。

处方：

生地 10g　　　玄参 10g　　　麦冬 10g　　　知母 10g

杏仁 6g　　　桔梗 4g　　　　薄荷^{后下}3g　　甘草 3g

水煎服，1 剂。

一周后，随访病人，见诸症痊愈，其家属乃向余与叶医师申谢不辍。

二十一、麻疹（肺热夹痰、阴阳皆虚）案

宋某，男，7岁。1954年11月15日初诊。

家属代诉：患儿咳嗽气喘已7天。病人于11月9日，忽然发热，咳嗽，目赤，流泪；至11日，全身发出麻与疹并见，未服任何药物；13日，麻疹自然消退，忽现气喘，鼻翼扇动，咳嗽加剧，因延西医陈宏飞老师往诊。陈医师诊断为麻疹并发肺炎，当日即注射青霉素几次，病稍减轻，然患儿畏痛，坚持拒绝注射前药，因此特延余与叶子永、尧医师三人会诊治疗。

现症：患儿咳嗽气喘，鼻翼扇动，喉中痰响，据其家长说，病者口不渴，小便滞涩、量少色黄，察其舌苔白滑、质红，诊其两手脉微且细，体温腋下摄氏37℃。

临证思辨：此乃肺热夹痰、肾之阴阳皆虚，最危之证也。肺热夹痰，故咳嗽气喘，喉中痰响；肺之化源欲绝，故鼻翼扇动，《灵枢·经脉》说："肾足少阴之脉……其直者，从肾上贯肝膈，入肺中，循喉咙，挟舌本。"本证因肺热郁久不治，伤及肾阴，肾阴亏损，故舌质红；肾合膀胱，肾阴虚，故小便滞涩；阴损及阳，肾阳虚，则水湿上泛而为痰，故舌苔白滑、口不渴；因阴阳气血俱衰，故脉见微细。设使徒清肺热，则恐阳气之脱；徒补肾阳，则恐肺热益甚；徒养肾阴，则恐助痰为虐。遂共拟温肾养阴、清热利痰法治之。用肉桂以补肾阳，黄柏以补肾水，玄参、石斛、麦冬泻热养阴，犀角、牛蒡子、甘草清热解毒，白茯苓行水利痰。此方寒热并用，虽泻热而不伤阳，补阳而不伤阴，而能起协同作用。先试服一剂，冀图挽救于万一也。

处方：温肾养阴，清热利痰法（会诊共拟方）。

巴蜀名医遗珍系列丛书

肉桂 3g	黄柏 6g	玄参 15g	石斛 12g
麦冬 16g	犀角 0.2g 为末冲服	牛蒡子 6g	生甘草 3g
白茯苓 10g			

水煎服，1 剂。

11 月 16 日：余与叶医师去病家探视，病者之父母迎门，欣喜不可名状，皆谓病孩昨夜气息已平，喉中已无痰响，且能入睡，今晨已能食稀粥半碗，小便已畅通。余与叶医师入门见病孩果然气平咳减，鼻翼已不扇动，口渴，舌苔微黄而燥，脉沉略数。服前方后，虽肾阳已复，因白茯苓之行水利痰，但又有伤阴之象也。仍用前方，去肉桂、黄柏、犀角、茯苓，加知母滋阴润燥、花粉生津止渴、丹皮清血中伏火也。

处方：

| 玄参 10g | 麦冬 10g | 花粉 10g | 牛蒡子 6g |
| 丹皮 6g | 知母 10g | 生甘草 3g | |

水煎服，1 剂。

11 月 18 日：余与叶医师又去病家探视，病孩自服前方后，食欲大增，诸症痊愈，精神较好，已能下床活动，其家长连声感谢！

二十二、黄疸（湿热发黄）案

刘某，男，34 岁，农民。1952 年 9 月 3 日初诊。

主诉： 发热，一身发黄已两天。自 9 月 1 日起，突然一身发热，汗少，面目及全身皮肤发黄，如橘子色，小便深黄，口苦，口渴，喜热饮，食欲减退，舌苔黄白厚腻、质红，两手脉浮，沉取有力，一息五至。未抽血检查肝功。

临证思辨： 此乃湿热发黄，即现今所称"阳黄"是也。《灵枢·论疾诊尺》说："寒热身痛而色微黄，齿垢黄，爪甲上黄，黄疸也。"又《伤寒论·辨阳明病脉证并治》第 262 条说："伤寒瘀热在里，身必黄，麻黄连轺赤小豆汤主之。"本证由于外感郁热，与胃中之湿气互结，湿热留蓄，不得宣泄，故熏蒸于外，而面目及一身发黄，即《内经》所谓"湿热相交，民多病瘅"是也。胃中热盛，故口苦，口渴，小便深黄；湿阻中焦，故渴喜热饮，食欲减退；舌苔黄白厚腻者，湿热内阻之象；两手脉浮有力者，邪欲外达之征。遂立解表清热利湿法以治之，用麻黄连轺赤小豆汤。方中之麻黄、杏仁，发汗以散肌肉腠理之郁热与湿邪；连翘清热；桑白皮代梓白皮，能泻肺行水；赤小豆清热利湿；生姜以散表邪，大枣以补脾胃，此二者相伍，不专于发散，又以行脾之津液和营卫者也。

处方： 麻黄连轺赤小豆汤（《伤寒论》方）。

麻黄 10g	杏仁 10g	连翘 10g	桑白皮 12g
赤小豆 18g	生姜 10g	大枣 10g	

水煎服，1 剂。

9 月 5 日复诊：服前方后，汗出，面目及一身发黄减轻，食欲增加，

巴蜀名医遗珍系列丛书

余症同前。仍用前方去麻黄之发汗解表，加入栀子、黄柏、黄芩、茵陈，共成清热利湿退黄之功效。

处方：麻黄连轺赤小豆汤合茵陈蒿汤、栀子柏皮汤（《伤寒论》方）加减。

杏仁 10g	连翘 10g	桑白皮 12g	赤小豆 18g
生姜 10g	大枣 10g	栀子 10g	黄柏 10g
黄芩 10g	茵陈 20g		

水煎服，2 剂。

5 日以后，随访病人，见其面目及一身发黄已消退，小便正常，身体康复如初。

二十三、霍乱转筋案

李某，男，31岁，农民。1946年7月5日初诊。

主诉：上吐下泻，两足转筋已1天。因昨天入市，曾食生冷不洁净之食物，又冒雨归家，昨晚夜半时，忽然上吐下泻，所泻之物如米泔水，两足转筋，苦楚难以名状。今日乃由两人将患者抬来延余诊治。

现症：除每日上吐下泻数次，两足转筋以外，尚有发热，汗少，头身重痛，腹痛，口渴喜饮，舌苔白而无津液、质微红，两手脉濡。

临证思辨：此乃外受风寒湿邪，内伤不洁食物所致之霍乱证也。《伤寒论·辨霍乱病脉证并治》第382条说："问曰：病有霍乱者何？答曰：呕吐而利，此名霍乱。"又本篇第383条说："问曰：病发热头痛，身疼恶寒，吐利者，此属何病？答曰：此名霍乱。"巢元方《诸病源候论·霍乱转筋候》说："冷热不调，饮食不条，使人阴阳清浊之气相干，而变乱于肠胃之间。则成霍乱。霍乱而转筋者，由冷气入于筋故也。"本证因冒雨而受外湿，食生冷不洁之物而伤脾胃，使脾胃之升降不和，脾气不升，故泻；胃气不降，故吐；邪正交争，故腹痛；营卫不调，故寒热；风寒湿邪外阻经络，故头身重痛；脾不转输津液，故口渴喜饮；肝主筋，筋为冷气所搏，故两足转筋；吐利交作，耗伤津液，故舌苔白而无津；津液亏损，又有湿邪，故现脉濡。倘用藿香正气散以解表和里，则嫌其过燥，反使津液更伤；用理中汤以温中散寒，则畏其温补，反闭外邪不出；况有口渴喜饮，舌苔白而无津，故上述二方，皆非所宜也。《伤寒论·辨霍乱病脉证并治》第386条说："霍乱，头痛发热，身疼痛，热多，欲饮水者，五苓散主之。"《温病条辨·中焦篇》第52条说："霍乱兼转筋者，五苓散加防己、桂枝、薏仁主之。"因此，本

巴蜀名医遗珍系列丛书

古人前训，乃立健脾渗湿，解表清热法，用五苓散加防己、桂枝、薏仁以治疗。方中用猪苓、泽泻利水于下；白术、茯苓健脾利湿；桂枝通阳化气，又能解表，加重剂量，且能温筋以散寒湿；防己泻下焦血分之湿热，苡仁扶土而抑木，为治筋急拘挛之要药。七味合用，共奏表里两解之功，则发热，头身重痛，吐泻与转筋自愈。

处方：五苓散加防己桂枝薏仁（《温病条辨》方）。

| 猪苓 10g | 泽泻 12g | 白术 10g | 茯苓 10g |
| 桂枝 15g | 防己 12g | 苡仁 24g | |

1 剂。

上七味，共为细末。每次用温开水冲服 16g，日三夜一服。

7 月 18 日复诊：病人服前方后，已能自来复诊，并诉全身汗出，诸症已减轻过半，见舌苔白、略有津液，脉象同前，原方再进 1 剂。

一周以后，随访病人，得知诸症已愈。

二十四、霍乱转筋案

刘某，男，38岁，农民。1953年9月29日初诊。

主诉： 上吐下泻，兼两足转筋已2天。2天前，因食生冷食物，兼受感冒，昨日忽现上吐下泻，所泻之物如米泔水状，两足转筋，曾用西药治之罔效，今由家属二人抬至仁寿县城关区卫协小组，请众医师会诊治疗。

现症： 病人上吐下泻，一日数次，两足转筋，不胜其苦，头身重痛，发热恶寒，汗少，渴饮热汤，舌苔白黄而无津、质红，两手脉濡，右尺脉有力搏指。

临证思辨： 诊毕，众医师皆围坐讨论如次：彭书良医师说，本证以渴饮热汤，两手脉濡，乃中焦虚寒之象，宜温中散寒，用理中丸，医师中闻其言而多附和者。宪彰发言：以余管见，从中医辨证，此乃外感风寒湿邪，内兼湿热之霍乱证也。《伤寒论·辨霍乱病脉证并治》第386条说："霍乱，头痛发热，身疼痛。热多，欲饮水者，五苓散主之；寒多，不用水者，理中丸主之。"今病者发热恶寒，汗少，头身疼痛，乃外感风寒夹湿之象；上吐下泻，乃肠胃中湿热，使脾胃之升降不和所致；舌苔白黄而无津，质红，口渴喜热饮，两手脉濡，即湿热伤阴之征。《素问·生气通天论》说："因于湿，首如裹，湿热不攘，大筋软短，小筋弛长，软短为拘，弛长为痿。"《伤寒论·辨太阳病脉证并治上》第7条说："病有发热恶寒者。发于阳也。"今病者头重，非首如裹乎？两足转筋，非大筋软短乎？发热恶寒，岂非病发于阳乎？病既发于阳，而肠胃又有湿热，立法宜表里两解，健脾利湿清热法。用五苓散，一则可以解表，一则可以健脾利湿，加重桂枝以温厥阴之肝，又用防己以驱下焦血分之湿热；苡仁清热渗湿。表解，则外之发热恶寒，头身重痛自愈；脾胃健，湿热去，则吐泻与足转筋之证自除。鄙见如此，不知众医师以为然否？众闻其言，皆曰可，遂书方与之服。

处方：五苓散加防己桂枝薏仁。

| 猪苓 10g | 泽泻 18g | 白术 10g | 茯苓 12g |
| 桂枝 18g | 防己 12g | 薏苡仁 30g | |

1剂。

上七味，共为细末。每次服18g，日三夜一服，温开水冲服。

10月2日复诊：病人服前方后，已能自行复诊，并说，吐泻已止，两足已不转筋，发热恶寒与头身重痛已大减轻，口微渴。舌苔白，质微红，已略有津液，不思食，右寸脉极弱，余脉如前。仍用前方去防己之苦寒，以免伤胃气；加南泡参之甘平，使能益气补中。

处方：

| 猪苓 10g | 泽泻 18g | 白术 10g | 茯苓 12g |
| 桂枝 18g | 薏苡仁 30g | 南泡参 30g | |

1剂。

上七味，制法与服法同前。

五日以后，随访病人，自诉服前方后，诸症痊愈，食欲大增，精神好转，感谢卫协小组全体医师会诊！

二十五、痢疾（湿热郁阻、肝热伤阴、脾气虚弱）案

庞某，男，49岁，干部。1956年11月15日初诊。

主诉： 腹痛，下痢已半年余。1950年秋季曾患痢疾一次，经服中药治愈。今年2月，又现大便有红白色之黏液，一日解便数次，伴有腹痛，里急后重，口苦，食欲减退等症，经西医检查诊断为细菌性痢疾。某医师曾用白头翁汤或香连丸与之服数剂未效，因此，特邀余会诊。

现症： 除上述诸症全具外，舌苔黄白少津、质淡红，边缘呈青紫色，左关脉沉弦而数，右关沉弱。

临证思辨： 本证即《素问·通评虚实论》所称之"肠澼"，亦即今日所谓之痢疾也。本证之痢疾，乃肠胃中之湿热合瘀血阻滞，且肝郁化热伤阴，而又兼脾气虚弱之证也。因湿热阻滞于肠，故里急后重，而下痢频繁；湿热阻滞于胃，故口苦，舌苔黄白，而胃纳减少；肝气乘脾，故腹痛；肝脉应于左关，脾脉应于右关，又肝主疏泄，今肝郁不疏，郁久化热伤阴，故左关脉沉弦而数；脾主升运，今下痢日久，脾气下陷，故右关之脉现沉弱；湿热郁阻于肠胃过久，以致瘀血停留，故舌质呈青紫色。本病乃虚实兼有、寒热错杂之证，白头翁汤，虽能清肠胃之湿热，然若寒药多，不适宜于脾气之虚弱者；香连丸虽能清湿热而调气，然木香香燥，又不适宜于肝阴之亏损者，是以两方皆用之而无效。遂与某医师共立寒温并进，清热燥湿，祛瘀解毒法以治之。用黄连除湿热而厚肠胃，干姜燥脾湿而补脾阳，银花、土茯苓，合甘草，能泻热以解毒；乌梅、白芍药，配甘草，能泻肝而益阴；再用生地、桃仁、丹皮者，凉血散瘀也。

处方： 寒温并进，清热燥湿，祛瘀解毒法（自拟方）。

黄连 12g	干姜 10g	银花 30g	土茯苓 30g
乌梅 15g	白芍 15g	生甘草 10g	桃仁 10g
生地 12g	丹皮 10g		

水煎服，1剂。

11月17日复诊：服前方后，腹痛减轻，大便次数减少，食欲增加，舌苔黄白已有津液，脉象与余症同前。因见舌有津液，仍用前方去生地、丹皮之泻火凉血。

处方：

| 黄连 12g | 干姜 10g | 银花 30g | 土茯苓 30g |
| 乌梅 15g | 白芍 15g | 生甘草 10g | 桃仁 10g |

水煎服，2剂。

病人于12月1日，特来向余二人致谢，并说，服前方后，诸症痊愈，已上班工作。以后随访半年，前证未见复发。

二十六、噤口痢（脾虚兼湿热疫毒阻滞）案

熊某，男，5岁，上幼儿园。1953年8月13日初诊。

幼儿园教师代诉：病儿大便下痢已1天。前天小孩在校内曾跌仆一次，未受伤，昨日忽然发现大便下脓血，一日十余次，腹痛，里急后重，小腹胀满，小便不通，口渴，食不下咽，经西医检查诊断为细菌性痢疾，曾服西药数次未效。幼儿园教师，特将病儿抱至仁寿县城关区卫协小组，请众医师会诊治疗。

现症：除上述各症悉具以外，见病孩两目无神，垂头不举，两手脉沉细。因病孩坚持不愿伸舌，故未见舌苔与舌质。

临证思辨：众医师遂讨论如下：①马伯铭医师说：此病系脾虚兼湿热阻滞肠胃，宜扶脾兼攻下以治疗。②彭书良医师说：此病虽然乃脾虚兼湿热阻滞于肠胃，然有小腹胀满，小便不通，宜先治膀胱之蓄尿证，急用温补与通阳化气法以治。③宪彰意见：病孩大便下脓血，一日十余次，伴有腹痛，里急后重，固属肠胃湿热与疫毒阻滞所致，以上二医师之言甚是。惟垂头不举，两目无神，脉沉细，乃元气大衰之象；口渴，食不下咽，乃胃阴缺乏，即中医称为"噤口痢"是也；至于小腹胀满，小便不通，非膀胱蓄尿证也，何以故？盖仲景虽以小便利与不利，以辨蓄血与蓄尿之证，然今小孩之病状，既大便下痢，一日十余次，则小腹之胀满，乃由肠中湿热壅阻所致；小便不利，是由胃中津液不足使然。《伤寒论·辨太阳病脉证并治中》第59条说："大下之后，复发汗，小便不利者，亡津液故也。"此病虽非大下大汗之后，然小便不利，由于亡津液之理则同。倘用药攻下，则更伤元气；温补或利尿，则更伤津液。余主张拟补气生津，辛开苦降法以治。用南沙参、炙甘草以补元气；麦

冬、天花粉以生阴津；桔梗宣通气血，杏仁泻肺降气，枳壳以宽肠胃，厚朴以散湿满。拟方如此，能否挽救生命，尚未可预料。众医师皆以余言为然。

处方：补气生津，辛开苦降法（会诊拟方）。

南沙参 18g	麦冬 10g	天花粉 10g	桔梗 6g
杏仁 6g	枳壳 0.5g	厚朴 3g	炙甘草 3g

水煎服，1 剂。

8 月 15 日复诊：幼儿园老师代诉，病孩服前方后，已能进饮食，小便已通，小腹胀减轻，大便下痢次数减少，两目已有神，头已能直立。舌苔微黄，脉象同前。众议原方加黄连 0.5g，以清肠中之湿热。

处方：

南沙参 18g	麦冬 10g	天花粉 10g	桔梗 6g
杏仁 6g	枳壳 0.5g	厚朴 3g	炙甘草 3g
黄连 0.5g			

水煎服，1 剂。

3 天后，随访病孩，得知诸症痊愈，饮食恢复正常，病儿已能在校内活动矣。

二十七、痢疾（湿热积聚兼少阳中风）案

刘某，女，55岁，农民。1952年9月10日初诊。

主诉：大便下痢已一周多。一周前，一日忽然腹痛，大便下赤白之黏涎，一日十余次，伴有里急后重，口苦，寒热往来，汗出等症。西医检查，诊断为细菌性痢疾，服西药数日后，大便次数略有减少，余症如前。因病人不愿服西药，故延余诊治。

现症：除上述诸症悉具外，舌苔白黄有津、质红，脉弦数有力。

临证思辨：此乃肠中湿热积聚酿成之痢疾，兼少阳之中风证也。汪昂《医方集解·泻火之剂》于"香连丸"注释说："痢为饮食不节，寒暑所伤，湿热蒸郁而成。"又说："湿热之积，干于血分则赤，干于气分则白，赤白兼下者，气血俱病也。后重里急者，气滞不通也。"上述一段，可为本证大便下痢赤白之好注脚。

本证因风中于少阳经，邪在半表半里，邪入与正气相搏于肋下，正邪交争，故寒热往来；热蒸而胆气上溢，故口苦；表有邪，故舌苔白而有津液；内有热，故舌苔黄而质色红；少阳受病，故脉弦；府中有热，故脉数。立法，宜清热除湿，和解少阳，用小柴胡汤加减治之。以柴胡、黄芩，和解半表半里之邪，甘草和中解毒；因恐人参、大枣之壅以碍湿，生姜、法夏之辛温以增热，故弃而不用；另加白芍、当归，调和血脉，黄连清热燥湿，此表里兼治之方也。

处方：小柴胡汤（《伤寒论》方）加减。

柴胡 15g	黄芩 10g	白芍 10g	当归 10g
黄连 10g	甘草 3g		

水煎服，1剂。

9月12日复诊：服前方以后，寒热往来已减轻，余症如前。仍用前方加枳壳、桔梗以调气，唐宗海《血证论·便脓》文里说："调血则便脓自愈，调气则后重自除。"本方用当归、白芍、枳壳、桔梗者，盖祖此语也。

处方：

柴胡 15g　　　黄芩 6g　　　　白芍 10g　　　当归 10g

枳壳 6g　　　　桔梗 6g　　　　黄连 6g　　　　甘草 3g

一周后，随访病人，得知服药后，诸症痊愈。

二十八、痢疾（热郁湿蒸）案

陈某，男，30 岁，教师。1953 年 9 月 26 日初诊。

主诉：大便下痢已 2 天。曾在仁寿县人民医院，西医检查大便，诊断为细菌性痢疾，患者愿服中药，故特来就诊。

现症：大便下痢脓血，一日十余次，并有腹痛、里急后重、口苦、口渴、喜呕等症。察其舌苔黄而质红，诊其脉沉数有力。

临证思辨： 此乃热郁湿蒸而成之热痢证也。今本证因湿热充斥肠胃，故下痢暴作；气血被湿热阻滞，故腹痛，里急后重；肠道气血俱伤，故下脓血，一日十余次；胆气上溢，故口苦；胃失和降，故喜呕；至于舌苔黄质红，口渴，脉沉数有力，皆热重于湿之象。我之恩师黄文邦曾说过，仲圣之"黄芩汤"，乃治热痢之祖方，不可忽视。遂立清热解毒、除湿和胃法，用黄芩加半夏生姜汤去大枣，似比较对证。方中黄芩清湿热而解毒，白芍和血脉而敛阴，芍药配甘草，有酸甘化阴之义；法夏伍生姜，有和胃去秽之长；不用大枣者，盖痢疾初起，热毒正盛，畏其壅补，而碍邪外出故也。

处方：黄芩加半夏生姜汤（《伤寒论》方）去大枣。

| 黄芩 15g | 白芍 12g | 生甘草 10g | 法夏 10g |

生姜 6g

水煎服，1 剂。

9 月 28 日复诊：服前方以后，诸症皆愈，惟大便尚带黏涎，一日 2 次，舌苔微黄、质红，口微渴，脉一息五至。原方再进 1 剂。

一周后，随访病人，自服前方后，各症痊愈，未见复发。

巴蜀名医遗珍系列丛书

二十九、痢疾（脾虚湿热阻滞兼少阳中风）案

文某，男，50 岁，工人。1978 年 9 月 7 日初诊。

主诉：大便下血，伴发寒热已 3 天。3 天以来，每当腹痛，即急欲大便，先泻稀水夹粪便，后泻红色血便而带黏涎，且有后重感，每一小时大便一次，寒热往来，汗出，头两侧痛，口苦，不渴，不思食，舌苔黄腻，质淡，脉两手浮弦而数；西医检查诊断为细菌性痢疾。曾服西药痢特灵两日未效。目前查大便，红血球满视野，有巨噬细胞。体温 38.8℃。

临证思辨：此乃脾气虚，肠胃湿热阻滞而成之痢疾，兼少阳中风证也。大便先泻稀水，乃湿侵于脾，脾虚失其健运，致阑门不克泌清别浊，水谷并入大肠而成；腹痛，里急后重，大便每一小时一次，乃湿热阻滞肠胃所致；后泻红色血便，乃湿热干于血分，损及血络使然；因风邪中于少阳经，故寒热往来，汗出，头两侧痛；肠胃湿热壅阻，故口苦，舌苔黄腻而不思饮食；脾气虚，故舌质淡；湿胜于热，故口不渴；脉浮，主表有阴邪；脉弦，主少阳受病；脉数，主腑中有热。遂立健脾利湿，清热，和解少阳法治之，用小柴胡汤合四逆散加减。方中以柴胡、黄芩，解少阳半表半里之邪；柴胡配甘草，能和中疏郁；枳实配芍药，能破气和血；山药、谷芽以健脾；茯苓、泽泻、车前子以利湿；连翘散结泻火，而除大肠之热。本证与前第二十七案刘某之病，虽同属痢疾而兼外感，然二者之症状有所不同，故其立法、处方、用药则有所异也。

处方：小柴胡汤合四逆散（《伤寒论》方）加减。

柴胡 10g	黄芩 10g	枳实 6g	白芍 10g

山药 20g   谷芽 15g   茯苓 10g   泽泻 10g

车前子 10g   甘草 3g   连翘 15g

水煎服，2 剂。

嗣后随访 2 次，服前方后，各症痊愈，未见复发。

巴蜀名医遗珍系列丛书

三十、久痢（脾胃虚寒兼大肠湿热）案

周某，45 岁，篮球队员。1986 年 12 月 30 日初诊。

主诉：大便下血已 1 年多。1985 年 4 月初，开始解血大便，于湖北省某医院住院，经西医检查，诊断为非特异性结肠溃疡，服中西药治疗两月未效。1986 年 5 月又住湖北省另一医院治疗，当时每日大便十余次，血多于大便，有黏液，腹鸣，腹痛，里急后重，西医检查，诊断同前。曾给以口服白及胶囊、磺胺类药物，以及口服激素和静脉注射青霉素等三月余，效仍不显，因写信来，详述症状与舌脉，求余处方寄去以服。

现症：除上述症状悉具外，面色萎黄，神疲力倦，食欲不振，头昏目眩，舌苔薄黄，质淡红，口不干苦，脉沉细近数，月经已停半年余。

临证思辨：此乃脾胃虚寒，兼大肠湿热，所谓寒热错杂之久痢也。因脾胃虚寒，故面色萎黄，神疲力倦，食欲不振，口不干苦，舌质淡红；因大肠湿热阻滞，故大便下血，腹痛，里急后重，舌苔黄；因病久气血虚衰，故头昏目眩，脉细近数，月经数月不至。遂拟温脾健胃，清热除湿，佐以断痢止血法治之。仿"乌梅丸"之意，用炮姜温脾燥湿而祛寒，山药补脾清热而止痢，谷芽和中开胃，黄连清热除湿，乌梅敛肺而涩肠，白芍敛阴而和血，合欢皮止血定痛，地榆炭断痢除热。况炙甘草合炮姜，辛甘化阳，能复中焦之阳气；炙甘草伍白芍，酸甘化阴，能补肝经之血液。此方寒热并用，阴阳双顾，与前第二十五案，庞某之痢疾，因症状与脉象不同，故其治法与方药略异也。

处方：温脾健胃，清热除湿，佐以断痢止血（仿《伤寒论》乌梅丸）。

| 炮姜 10g | 山药 30g | 谷芽 15g | 黄连 6g |

乌梅 10g　　　　白芍 12g　　　　合欢皮 20g　　　地榆炭 20g

炙甘草 6g

水煎服，5 剂。

1987 年 1 月 30 日：收到病人来信说，服前方后，大便次数与出血量以减少过半，食欲增加，精神好转，但欲大便之前，仍感腹鸣、腹痛。因此要求改方寄去与之服。余见前方既效，不必改弦更张，乃于原方再加广藿香于内以行气。

处方：

炮姜 10g　　　　山药 30g　　　　谷芽 15g　　　　黄连 6g

广香 3g　　　　　乌梅 10g　　　　白芍 12g　　　　合欢皮 20g

地榆炭 20g　　　炙甘草 6g

水煎服，5 剂。

1987 年 2 月 26 日：收到病人来信说，服前第二次处方后，诸症痊愈。已上班工作，并不胜感激云云。

三十一、久泻（脾胃虚寒兼大肠湿热）案

石某，男，46 岁，会计。门诊 264966 号，1967 年 6 月 30 日初诊。

主诉：患腹泻已 6 年余。6 年前在重庆市过饮酸梅汤而致腹泻，服西药虽暂时泻止，然数日后又泻如故。继乃改服中药，泻止后，不久又如前泻。6 年以来，中西药未尝停歇，而泄泻仍然不愈，故来此就诊。

现症：每日腹泻 3～4 次，肉食或冷饮后，则泻 6～7 次，伴有黄色黏涎，有后重感。平时胸部胀痛，半夜时脐以上腹胀痛，口渴饮热，食欲不振，舌苔白、质淡红，脉左细右缓。

临证思辨：此乃脾胃虚寒，兼大肠湿热下痢也。《灵枢·营卫生会》说："夜半而阴陇为重阴。"《灵枢·师传》说："肠中热，则出黄如糜……胃中寒，则腹胀。"又说："胃中寒，肠中热，则胀而且泄。"李中梓《医宗必读·心腹诸痛》说："胸痛即膈痛，其与心痛别者，心痛在歧骨陷处，胸痛则横满胸间也。"又说："脐以上痛者为太阴脾。"

本证因脾胃虚寒，故夜半阴盛之时，则呈脐以上腹胀痛；又因寒气生浊，浊气上逆，弥漫于胸中，故现胸部胀痛；脾胃虚寒，故口渴喜热饮，食欲不振，舌苔白而质淡红，脉细缓；大肠有湿热，故泄泻时，必后重而有黄色之黏涎。本证因寒热错杂，医者如徒用药以温散脾胃之虚寒，则大肠之湿热，必因温补而使邪更固；如徒用药而清除大肠之湿热，则脾胃之阳气，比因苦寒而使正更伤。所以病者自过饮酸梅汤而患本证以后，迄今 6 年有余，服中西药而鲜效者，盖寒热错杂之下痢，较难治愈故也。遂立温脾益胃，佐以清热除湿法，用理中丸加味治之。以党参、白术、炙甘草补中益脾胃，干姜温中散寒，另佐黄连以清大肠之湿热。脾胃健，虚寒除，湿热去，则诸症自愈。

本案与前第三十案周姓之久痢，虽同属脾胃虚寒，兼大肠湿热，寒热错杂以辨证，然前案以大肠湿热较胜，本案则以脾胃之寒邪较胜，故其立法、处方、用药则有所不同。

处方：理中丸（《伤寒论》方）加味，改丸剂为煎剂。

党参 18g　　　　干姜 10g　　　　白术 12g　　　　炙甘草 3g
黄连 5g

水煎服，2 剂。

7 月 4 日复诊：服前方后，大便稍干，舌苔、脉象与余症同前，原方加重干姜再加入草果仁，以温脾胃而祛寒湿。

处方：

党参 18g　　　　干姜 10g　　　　白术 12g　　　　炙甘草 3g
草果仁 10g　　　黄连 5g

水煎服，3 剂。

9 月 7 日复诊，服前方后，大便已正常，食欲增加，胸腹已不胀痛，近因肉食后，泄泻复发，每日 3～5 次，有黄色黏涎，无后重感，夜半时，腹微痛，舌苔白、质正常，脉弦细缓，原方再进 4 剂。

半年以后，病人引家属来诊病时说，前次服中药诸症痊愈后，虽肉食亦不再泄泻矣。

三十二、久泻（脾肾阴阳俱虚夹湿）案

吴某，男，30岁，地质工作。门诊241842号，1967年3月30日初诊。

主诉：腹泻已3年。3年前，一日不明原因而开始腹泻，当时服中西药，泻止，数日后复发。前年与去年，几次在成都市某医院，西医检查诊断为慢性肠炎，服合霉素、黄连素等无效，今年2月来我院门诊服中药治疗亦无效。

现症：大便泻淡黄色水液，伴有不消化食物，每日3次，食猪肉后更剧。平时脐周痛，喜按，肠鸣，口和，小便正常，舌苔薄黄、质红，脉细。

临证思辨：此乃脾肾阴阳俱虚，而夹湿邪之飧泄也。《素问·阴阳应象大论》说："清气在下，则生飧泄。"又说："湿胜则濡泻。"王冰《补注黄帝内经素问》对上述第二句注释说："湿胜则内攻于脾胃，脾胃受湿，则水谷不分，水谷相和，故大肠传导而注泻也。以湿内盛而泻，故谓之濡泻。"《灵枢·师传》说："肠中寒，则肠鸣飧泄。"雷少逸《时病论·春伤于风，夏生飧泄大意》说："盖飧泄则完谷不化。"本证泻出淡黄色水液，伴有不消化食物，肠鸣，口和，即脾阳虚，肠中寒，湿困于脾，清气下陷之象；当脐腹痛而喜按者，《医宗必读·心腹诸痛》说："当脐而痛者为少阴肾。"本证因肾阳虚，故当脐腹痛而喜按；肾阳虚，命门之火衰，无以温煦脾胃，则脾胃之阳俱虚，不能腐熟水谷，故成此飧泄之证；食猪肉而泄泻更剧者，盖猪为水畜，其味咸寒，食后则更伤阳气而增湿故也；舌苔薄黄、质红者，盖阳损及阴之象，脉两手俱细者，乃气血俱衰之征。本证虽属脾肾阴阳俱虚，而夹湿邪之飧泄，然以阳虚为主，阴虚次之，医者如徒温补脾肾之阳，则于阴液有损；如徒滋

脾肾之阴，则助湿邪为虐。遂立温补脾肾，养阴除湿法以治。用张景岳六味回阳饮加减，以干姜温脾燥湿，附片温肾祛寒，南沙参益气生津，炙甘草补脾益胃。用熟地养血滋阴，与姜附为伍，则姜附燥不伤阴，熟地滋而不滞。去当归，以免滑肠之弊，加白术、茯苓，能健脾除湿也。

处方：六味回阳饮（《新方八阵》方）加减。

南沙参 30g	干姜 12g	制附片 15g 另包先煎一小时	
熟地黄 24g	炙甘草 6g	炒白术 12g	茯苓 24g

水煎服，2 剂。

4 月 6 日复诊：服前方后，大便已转为先干后稀，一日 2 次，余症如前。原方再进 3 剂。

9 月 11 日三诊：据病人说，前次先后共服前方 12 剂后，诸症痊愈。近因感冒后，前证复发，服西药几次，感冒虽愈，而大便溏，一日 2 次，脐周腹痛，喜按与热敷，舌苔、脉象同前，仍用原方加四神丸，取破故纸补火壮肾，肉豆蔻燥脾涩肠，五味子补肾固精，吴茱萸燥脾除湿；不用生姜、大枣者，因原方既有干姜之温脾胃、白术之补中土，故勿再加姜枣矣。

处方：六味回阳饮合四神丸（汪讱庵《医方集解》方）加减

南沙参 30g	干姜 12g	制附片 另包，先煎一小时 15g	熟地黄 24g
炙甘草 6g	炒白术 12g	茯苓 24g	破故纸 12g
肉豆蔻 10g	五味子 10g	吴茱萸 5g	

水煎服，3 剂。

嗣后随访病人 2 次，自服前方诸症愈后，未见复发。

巴蜀名医遗珍系列丛书

三十三、久泻（寒热错杂）案

彭某，男，28岁，教师。门诊258582号，1967年11月28日初诊。

主诉：腹泻已2年多。2年前不明原因开始患腹泻，曾服健脾利湿之类药物，症状有所减轻，但泄泻仍时止时发，延至今日，依然不愈。近来某医生给以理中汤、四神丸之类，服后病情稳定，无所增减，因来就诊。

现症：每日泄泻1次，伴有不消化食物，无里急后重感，口渴饮热，稍多食则欲呕，舌苔薄黄，质红，两手脉细。

临证思辨：此乃中上焦有热，下焦有寒，寒热错杂之久泻也。因本证中上焦有热，故口渴，稍多食则欲吐；下焦有寒，故腹泻，而伴有不消化食物；又因中上焦有热，故舌苔薄黄而质红；因下焦有寒，故脉细，口虽渴而必饮热。前医用理中丸、四神丸之类而鲜效者，盖上述二方，皆不对证故也。《伤寒论·辨厥阴病脉证并治》说："蛔厥者，乌梅丸主之，又主久利。"因此，乃立寒温并用法，以"乌梅丸"治之。方中以乌梅、黄连、黄柏治中上焦之热；肉桂、附片、干姜、细辛、川椒而祛下焦之寒；况党参与乌梅合用，酸甘化阴，则黄连、黄柏即无苦寒化燥伤阴之弊；黄连与干姜相配，辛开苦降，则有止稍多食则欲吐之长；以干姜配附片，则势如烈火干柴，祛寒湿之功最捷；以肉桂换桂枝，同附片而达下焦，补命门之火最强；党参补气，当归补血，气血双补，使寒不伤胃，燥不伤阴，故党参与当归，有如领兵之将，"将在外，君命有所不受"，乃运筹帷幄之中，诸药皆从其令。所以寒温药之性味虽殊，而其功用，因各有专司，遂各尽所长，寒者清热，温者散寒，而寒热错杂之久痢自然愈也。古人对本方，皆从"蛔厥"方面注释，今余以此方治寒热错杂之久泻，而有效者数例，故别开生面，结合本案之脉证以释之，以为"引玉"之资耳！

处方：乌梅丸（《伤寒论》方）改丸剂为汤剂。

党参 30g	当归 10g	乌梅 6g	黄连 6g
黄柏 6g	肉桂 6g	制附片^{另包，先煎}24g	干姜 12g
细辛 3g	炒川椒 3g		

上十味，以净水 1200ml，放入砂罐内，先下制附片用文火煎沸 1 小时久；再将其余九味，加入前药内，共煎至 1 小时久，取药，留渣；再加水煮 1 小时，共分作 3 次，饭前服。2 剂。

11 月 6 日复诊：病人服前方后，已不欲吐，大便二日：1 次，见前稍干，余症如前，前方再进 4 剂。

11 月 14 日三诊：各症如前。改用乌梅丸 1000g，每日服：3 次，每次服 10g，饭前用温开水冲服。

11 月 26 日四诊：服前方丸药后，大便一日：1 次，已成形，舌苔、脉象正常，已不口渴，再进乌梅丸 1000g，以巩固疗效，服法同前。

半年以后，随访病人。据说，自服前方后，前症未见复发。

三十四、久泻（脾胃气虚夹湿）案

杨某，女，3岁，余老友杨本崇之孙女也。1978年3月2日初诊。

家属代诉：病儿患腹泻已1年余。1年以前，不明原因开始腹泻，医生给以黄连素后，泄泻则止。数日后，泄泻复发，服前药又止。如此反复发作，迄今1年余未愈，食欲不振，面容消瘦而萎黄，阖家均十分焦急。本崇兄闻余在仁寿县文公区成都中医学院分校任教，急遣其媳，带患儿来校求我诊治。

现症：每日腹泻二至三次淡黄色水液，无黏涎，食猪肉或牛乳亦腹泻，有时腹痛，口不渴，小便少，色微黄，舌苔白、质淡红，脉弱。

临证思辨：此乃脾胃气虚夹湿邪之洞泄也。《素问·生气通天论》说："是以春伤于风，邪气留连，乃为洞泄。"王冰《补注黄帝内经素问》于上述一条注释说："风气通肝，春肝木旺，木胜脾土，故洞泄生也。"李中梓《医宗必读》于"泄泻"一文说："洞泄，一名濡泄，泻下多水也。"雷少逸《时病论》于"洞泄"一文说："濡泄因于湿胜，此病非但因伏气内留，中气失治，亦有湿气相兼致病也。"本证泻淡黄水液，无黏涎，口不渴，舌苔白、质淡红，即脾胃气虚夹湿之象；因脾主运化，又主肌肉，脾虚不能运化水谷之精微，则无以营养肌肤，故面容消瘦而萎黄；胃主纳，胃虚不能纳食，故食欲不振；脾虚则肝木乘之，故有时腹痛；脾胃气虚，故两手脉弱；腹泻一日二三次，则膀胱之津液缺乏，故小便少而微黄。服黄连素后而泻暂止者，因黄连味苦，虽可以坚肠，然黄连性寒，又可以伤中气。苦以坚肠，故其泻暂止；寒伤中气，故其泻复发，而食欲长期不振。

因此，乃立健脾益胃，佐以利湿法治之，本先贤所谓"治病必求其本"也。用参苓白术散加味，方中用南沙参、白术、扁豆、莲米、甘草以补脾，茯苓、苡仁、理脾而兼能渗湿，砂仁和胃醒脾，陈皮理气燥湿，桔梗载诸药上浮，又能治腹痛，另加谷芽以健胃和中。脾强则湿邪去而清气升，胃健则中焦和而食欲振，气调则腹不痛而精神爽，诸病自然愈也。

处方：参苓白术散（《医方集解》方）加味改散剂为汤剂。

南沙参 15g	白术 10g	扁豆 10g	莲米 10g
茯苓 10g	苡仁 10g	砂仁[后下] 6g	陈皮 10g
桔梗 6g	谷芽 10g	炙甘草 3g	

水煎服，1剂。

3月6日复诊：据病儿之母说，病儿服前方后，饮食增加，大便次数减少，一日1次，微溏，腹已不痛，精神好转，舌脉同前，原方再进3剂。

两月以后，随访病儿。据其家属说，病儿自服前方后，诸症痊愈，泄泻未见复发，身体亦较前健壮，合家均喜，并向余致谢。

三十五、久泻（脾虚、肝木乘脾夹湿）案

庞某，女，24岁，工人。门诊250716号，1967年3月28日初诊。

主诉：腹泻伴腹痛已3年余。3年前，不明原因开始腹痛腹泻，曾在成都市某医院服中西药，均无显效，故来我院门诊治疗。

现症：每日腹痛时即欲大便，便后则腹痛减轻，大便稀溏，一日二至三次，食后则腹胀，形体消瘦，面色微黄，少神，气短，口渴不思饮，手足心热，心烦失眠，月经正常，舌苔白、质淡红，脉弦数。

临证思辨：此乃脾之气阴俱虚，肝木乘脾，而夹湿邪之洞泄也。雷少逸《时病论》于"洞泄"一文说："盖因风木之邪，留连既久，木气克土，则仓廪不藏而为洞泄。"本证因脾虚，肝木乘土，故每日腹痛则欲便；肝主疏泄，便后，肝气得疏，故腹痛减轻；脾恶湿，脾虚夹湿，中气下陷，故大便稀溏；脾主运化，脾虚则运化失常，故食后腹胀；脾气虚，故气短；脾阴虚，故手足心热，且不能交通心肾，而心烦失眠；脾虚不能为胃行其津液，肌肤不得营养，故形体消瘦；脾虚夹湿，故口渴不思饮；肝气旺，故脉弦；脾阴伤，故脉数。遂立培土泻木，益气养阴，佐以利湿法，师刘草窗"痛泻要方"之意。方中用南沙参补气生津，怀山药实脾清热，白芍泻肝敛阴，缓中止痛；防风入脾胜湿，入肝散风；麦芽健胃，谷芽和中。《素问·脏气法时论》说："肝苦急，急食甘以缓之""肝欲散，急食辛以散之，用辛补之，酸泻之""脾欲缓，急食甘以缓之……甘补之。"汪讱庵《本草备要》"药性总义"说："淡者能利窍，能渗泄。"本方之意，盖基于此。

处方：培土泻木，益气养阴，佐以利湿法（自拟方）。

南沙参 18g	怀山药 30g	白芍 24g	防风 6g

茯苓 12g　　　　甘草 3g　　　　　麦芽 24g　　　　谷芽 24g

水煎服，2 剂。

3 月 30 日复诊：病人服前方后，饮食增加，食后腹胀减轻，大便稀，一日 1 次，腹痛减轻，头昏，余症如前。原方加菊花以清风热。

处方：

南沙参 18g　　　怀山药 30g　　　白芍 24g　　　防风 6g

茯苓 12g　　　　甘草 3g　　　　　麦芽 24g　　　　谷芽 24g

菊花 12g

水煎服，2 剂。

4 月 4 日复诊：病人服前方后，大便已转干，腹不痛，饭后已不胀，已不短气与心烦失眠，头昏减轻，舌苔薄白，脉弦略数。原方再进 3 剂。

一月以后，随访病人。据说服前方后，诸症全愈，至今未见复发。似此类之症尚多，余常用此法加减而治愈。

巴蜀名医遗珍系列丛书

三十六、久泻（内蓄湿热、外兼风邪）案

郭某，男，32岁，干部。门诊218608号，1967年1月7日初诊。

主诉：腹泻已2年余。曾在成都市某医院经西医检查，诊断为慢性肠炎，服中西药而效不显，迄今未愈。有胃痛史已5年余，半年前曾解黑大便数次，服西药而愈，未做过钡餐检查。去年患过慢性肝炎，经服中药后好转。

现症：大便稀、色黄，每日2次，有里急后重感。近2天，前额头部昏痛，微恶风发热，出汗，胃胀微痛，口渴，口苦，舌苔黄、质红，脉弦缓。

临证思辨：此乃阳明经，内蓄湿热而下利，外兼风邪之表证也。《灵枢·师传》说："肠中热，则出黄如糜。"《素问·至真要大论》说："暴注下迫，皆属于热。"雷少逸《时病论》于"火泻"一文说："暴注者，卒暴注泻也；下迫者，后重里急也。"本证大便稀、色黄，一日2次，里急后重，即大肠热盛之象；前额头部昏痛，发热恶风汗出，即阳明经感受风邪之征；内有热邪，故舌苔黄；内之热盛，故舌质红而口干苦；胃中气滞，故胃现胀而微痛。阳明之脉应大，内热壅盛脉必数，表有风邪脉必浮，今反见弦缓之脉者，盖弦主诸痛，亦主气郁；缓为胃气，亦主湿邪。今本证乃大肠湿热郁久，又兼原有肝胃两经之病未愈，故其脉如此。古人治病，有"舍症从脉"与"舍脉从症"之法，今治疗本证，宜"舍脉从症"。遂立表里两解法，以葛根黄芩黄连汤加味治之。方中用葛根解表，黄芩、黄连，清热燥湿，炙甘草和中安正，另加白芷入阳明经，祛风散湿，助葛根以解表；加木香、香橼片，疏郁理气，治肝胃之痼疾；再加谷芽以健脾和中，与甘草为伍，则虽有芩连之苦寒，

于胃气当无损也。

处方：葛根黄芩黄连汤（《伤寒论》方）加味。

葛根 10g　　　黄芩 6g　　　　黄连 6g　　　　甘草 3g

白芷 10g　　　木香 6g　　　　香橼片 12g　　　谷芽 18g

水煎服，4 剂。

一月以后，随访病人，据说前次服中药 4 剂后，头前额痛与恶风均愈。近 2 年多未解一次干大便，自服前方后，大便转干，胃痛与腹泻，均未见复发。

三十七、胃痛（气阴两虚兼瘀血阻滞）案

李某，男，33岁，干部。门诊244474号，1967年6月12日初诊。

主诉：胃痛已半年余。去年11月，不明原因开始发现胃痛，每次痛时，俱服西药而得缓解，但经常反复发作，以至迄今未愈。今年5月，在四川医学院附属医院作钡餐检查，确诊为十二指肠球部溃疡，西医劝作手术，病人不愿，故来我院就诊。

现症：上腹部疼痛拒按，食少，精神差，口和，大便干结，色黑（解黑大便已三月余），舌苔白、质红，脉弦。

临证思辨：此乃脾胃气阴虚，而兼瘀血阻滞之胃痛也。因胃阴虚，故食少；脾气虚，故精神差，口和，舌苔白；脾胃阴虚，故舌质红，大便干结；久痛入络，脉络损伤，瘀血阻滞中焦，故上腹部痛而拒按，大便色黑；中气郁结而无权，土败木贼，故其脉呈弦象。因此立培土散结，行气活血法治之。方中以山药实脾培土，谷芽开胃健脾，川贝母散结解郁，乌贼骨活血通经，玄胡索活血而利气，香橼片理气而疏郁，火麻仁缓脾而润燥也。

处方：乌贝散（近代人验方）加味。

怀山药18g	谷芽18g	川贝母粉5g另包、分三次冲服	
乌贼骨24g	玄胡索10g	香橼片18g	火麻仁60g

水煎服，2剂。

6月23日复诊：据诉服前方2剂后，见胃痛大减，食欲增加，因此自己再进原方9剂。目前胃已不痛，饮食与精神均好，大便正常，舌苔、脉象同前，原方去玄胡索、火麻仁，再进3剂。

半年以后，随访病人。据说，自前次服中药10余剂后，胃痛未见复发。

三十八、胃痛（胃阳虚、寒湿中阻兼肝气不舒）案

文某，男，38岁，汽车司机。门诊235878号，1966年12月5日初诊。

主诉：胃痛已2年多。1954年，不明原因开始患胃痛，服西药即缓解，但经常反复发作，至今未愈。今年10月，在四川省人民医院作钡餐检查，确诊为十二指肠球部溃疡，劝作手术，病人愿服中药，故来此就诊。

现症：每天傍晚即开始胃脘胀痛，次日天明即逐渐减轻，以至不痛。痛时拒按，嗳气后则较舒适，呕吐清水，不思食，口和，舌苔白腻、质淡红，二便正常，脉沉细。

临证思辨：此乃胃阳虚，寒湿阻滞中焦，兼肝气不疏之胃痛也。《素问·金匮真言论》说："平旦至日中，天之阳，阳中之阳也；日中至黄昏，天之阳，阳中之阴也；合夜至鸡鸣，天之阴，阴中之阴也；鸡鸣至平旦，天之阴，阴中之阳也，故人亦应之。"本证因胃脘之阳气虚衰，寒湿盘踞于中，寒与湿皆为阴邪，胃中之阴邪，而得天之阴气所助，故胃于傍晚阴盛之时即痛；胃中之阳气，得天之阳气所助，故胃于天明阳气已升之时，痛即缓解，以至于不痛；因寒湿凝聚于胃，故痛而拒按，呕吐清水，不思食，舌苔白腻；胃脘之阳气虚，故舌质淡，口和，脉沉细；因肝气不疏，郁久而上乘于胃，故痛时嗳气则舒适也。遂立温胃散寒除湿，佐以疏肝法治之。方中用丁香、胡椒、九香虫温胃以祛寒，乌贼骨和血通经以除寒湿，佛手疏肝和胃，谷芽和中，甘草协和诸药。

处方：温胃散寒除湿，佐以疏肝法。（自拟方）

| 公丁香3g | 胡椒3g | 九香虫10g | 乌贼骨12g |

佛手片 10g　　　谷芽 24g　　　　甘草 3g

水煎服，4 剂。

12 月 8 日复诊：服前方药后，胃胀痛减轻，已不呕吐，饮食增加，舌苔白黄、质淡红，口和，脉沉细。原方再进 6 剂。

12 月 17 日三诊：嗳气与胃胀痛均愈，食量更增，舌苔同前，脉缓无力。改用补脾益胃，佐以疏肝利湿法，以巩固疗效。用南沙参、怀山药、甘草以补脾胃，谷芽开胃快脾，香橼片健脾开胃而疏肝，茯苓益脾而利湿。

处方：补脾益胃，佐以疏肝利湿法。（自拟方）

南沙参 24g　　　怀山药 18g　　　　谷芽 18g　　　　香橼片 10g

茯苓 10g　　　甘草 3g

水煎服，2 剂。

1967 年 1 月 6 日：病人来门诊部说，自服前方中药后，饮食、精神均好，前症未见复发。经余随访 1 年，亦无他恙。

三十九、胃痛（阳虚、寒湿化热兼肝气不舒）案

夏某，男，37岁，干部。门诊240486号，1967年1月21日初诊。

主诉：胃痛已2年余。近2年多以来，经常胃脘现痛。1964年，曾先后在汶川县人民医院、四川省人民医院，以及1965年，在阿坝自治州医院，作钡餐检查，均确诊为十二指肠球部溃疡。1965年8月，因胃痛、大便出血，住四川省人民医院，服西药治疗，胃已不痛，大便血止。但以后胃痛仍经常反复发作，迄今未愈，因来此就诊。

现症：每夜于10点钟时，即开始发现胃痛，至天明时，即逐渐缓解而痛止。痛时喜按，噫气，泛酸，纳少，呕吐清水，自觉胃中冷，有气上冲喉部，口微苦，大便结，小便微黄，舌苔白腻、质微红，脉弦缓。

临证思辨：此乃胃阳虚，寒湿阻滞中焦，郁久化热，兼肝气不疏之胃痛也。本证因胃阳虚，寒湿阻滞中焦，故胃中冷，夜间疼痛而喜按，舌苔白腻，并呕吐清水；寒湿郁久化热，故泛酸，口微苦，舌质微红，大便结，小便微黄；胃阳不振，故纳少；肝气不舒，故噫气；冲脉之气上逆，故自觉有气上冲；脉弦缓者，因弦脉主痛，又主气郁；缓脉主有胃气，又主湿邪。本证因湿重热轻，故宜以温经除湿为主，清热次之。与前案治文姓之胃痛有所不同者，前案之寒湿，尚未化热；本案之寒湿，已化热耳。遂立温胃散寒除湿，佐以清热疏肝法，用"乌贝散"合朱丹溪"左金丸"加味治之。方中用丁香、胡椒、九香虫，温胃以散寒；乌贼骨宣通血脉，而散寒湿；贝母泻热，且能解郁散结；香橼疏肝，又能开胃健脾；吴萸温中燥湿而下气；黄连泻热燥湿而镇肝。朱丹溪《丹溪心法》"吞酸"三十三说："吞酸者，湿热郁积于肝而出，伏于

肺胃之间……宜用炒吴茱萸，顺其性而折之，此反佐之法也，必以炒黄连为君。"因丹溪立"左金丸"方，以治肝火为主，故以黄连为君，而必重用黄连；以吴萸为反佐，故必少用吴萸。今本证湿重热轻，故师丹溪之意，虽用其方，而药物之剂量，则随证以酌裁。况汪讱庵《本草备要》对"吴茱萸"解释说："冲脉为病，气逆里急（宜此主之）。"汪氏所说，不惟对《难经·二十九难》"冲之为病，气逆而里急"一语，已新添治疗方法，且对本证湿重热轻，兼肝郁而又现冲脉之气上逆者，启示匪浅。故吾于本证，必重用吴萸，而以黄连为反佐也。

处方：乌贝散合左金丸（《丹溪心法》方）加味。

| 公丁香 6g | 胡椒 3g | 九香虫 10g | 乌贼骨 24g |
| 川贝母 ^为末冲服 6g | 香橼片 12g | 淡吴萸 6g | 黄连 0.5g |

水煎服，2 剂。

1 月 26 日复诊：病人服前方后，胃痛大减，已无气向上冲之感，呕吐减轻，微咳稀痰，余症同前，原方再加"二陈汤"中之法夏、陈皮以祛痰湿，因大便结，故勿取茯苓之淡渗利窍；因舌苔白腻，故勿用甘草之甘缓守中。

处方：

公丁香 6g	胡椒 3g	九香虫 10g	乌贼骨 24g
川贝母 ^为末冲服 6g	香橼片 12g	淡吴萸 6g	黄连 0.5g
法夏 10g	陈皮 10g		

水煎服，2 剂。

2 月 21 日三诊：胃已不痛，已不噫气泛酸与呕吐，微咳，纳少，舌苔白，质正常，脉弦缓无力。原方去丁香、胡椒、九香虫、黄连、淡吴萸，另加怀山药、谷芽以健脾开胃。

处方：

乌贼骨 18g　　　川贝母^为末冲服 6g　　　香橼片 12g　　　法夏 10g

陈皮 10g　　　　怀山药 30g　　　　谷芽 24g

水煎服，2 剂。

1 月 24 四诊：饮食增加，胃不痛，微咳，吐稀痰，大便仍结，原方加火麻仁、黑芝麻以养阴润肠。

处方：

乌贼骨 18g　　　川贝母^为末冲服 6g　　　香橼片 12g　　　法夏 10g

陈皮 10g　　　　怀山药 24g　　　　谷芽 18g　　　　火麻仁 30g

黑芝麻 30g

水煎服，2 剂。

1 月 29 日五诊：昨天因吃硬食物后，胃微痛，不噫气泛酸，微咳，舌苔白，脉弦缓。原方再进 2 剂。并嘱病人注意勿食生冷与硬食物，以及戒七情等，或可以免本证复发。

半年以后，去探访病人。据诉自服前方，胃痛与诸症全愈，至今未见复发。

四十、胃痛（脾胃阳虚兼湿邪中阻）案

黄某，女，23 岁，工人。1979 年 12 月 11 日初诊。

主诉：胃痛已 6 年。近 6 年以来，经常胃痛，曾三次大便出血，经常服中西药，效不显著。今年 9 月 29 日，在我院作钡餐检查胃及十二指肠：（片号 26961）胃禁食后，无空腹潴留，胃呈"J"形，黏膜附着稍差，张力稍低，蠕动正常，边界清晰，窦收缩对称，幽门管居中；十二指肠球部充盈不佳，边界不规则，二三段正常。意见：多为十二指肠溃疡或黏连。胸透：食道、心肺正常。查血：血色素 8.78%，红细胞 306 万。查大便隐血阴性。

现症：每日胃痛喜按，饥时更剧，嗳气，不泛酸，胃纳少，精神疲乏，肢冷，口渴不喜饮，大便稀，有不消化食物，小便正常，舌苔白、质淡红，脉弦细而涩。

临证思辨：此脾胃阳虚，兼湿邪中阻之胃痛也。因胃阳虚，故胃痛喜按，而纳食减少；脾阳虚，故大便稀溏，而完谷不化；脾胃之仓廪空虚，故胃痛于饥时更剧；脾不能为胃行其津液，以营养四末，则阳气亦不达四肢，故四肢冷；脾胃之阳虚，故舌苔白，而质淡红；因兼有湿邪，故口虽渴而不喜饮；湿邪阻遏中焦，气机不畅，故嗳气；湿邪尚未化热，故小便正常；阳气虚衰，故脉细；气郁血滞，故脉弦而涩。遂立温中除湿，行气活血法，用"理中汤"加味治之。方中以党参、炙甘草补中而益脾胃，白术健脾除湿，改干姜为炮姜，除胃冷而守中。另加怀山药、糯米草根，补脾益胃，陈皮理气燥湿，乌贼骨、广三七，宣通血脉，玄胡索活气利气，白及逐瘀生新。

处方：理中丸（《伤寒论》方）加味，改丸剂为汤剂。

党参 30g	白术 12g	炮姜 10g	炙甘草 3g
怀山药 30g	糯米草根 30g	陈皮 10g	乌贼骨 20g
广三七粉 6g 另包分三次冲服		玄胡索 10g	白及 20g

水煎服，4 剂。

1980 年 1 月 21 日三诊：近日胃脘部微痛，余症同前。原方加重炮姜为 16g，再进 9 剂。

2 月 29 日四诊：服前方后，胃痛止，近日因食冷物后，胃微痛喜按，余症同前，原方再进 9 剂。

3 月 29 日五诊：胃胀微痛喜按，嗳气，纳少，口渴不思饮，大便转干，手足已转温，另增睡眠差，多梦，易饥，舌苔薄白、质正常，脉弦细而数。此脾胃之阳气虽复，想服温药过多，已致胃热渐起，故易饥；胃络上通于心，心为胃热所扰，故睡眠差，多梦，而脉亦转数也。因此，仍本前方，去炮姜、广三七、陈皮，另加芡实补脾、谷芽健脾开胃、花粉清热生津、莲须合食盐清心通肾。

处方：

党参 30g	白术 12g	怀山药 30g	炙甘草 3g
糯米草根 30g	芡实 10g	谷芽 15g	玄胡索 10g
花粉 15g	乌贼骨 20g	白及 20g	莲须 10g
食盐 3g			

水煎服。

4 月 30 日六诊：服前方共 26 剂，胃痛止，已不胀，眠食均好，精神好转，舌苔与脉象正常，病人已不愿再服中药。在我院门诊部放射科作第二次钡餐检查胃及十二指肠：（片号 97108）胃张力正常，钩型，吞钡后，可见胃充满，未见充盈缺损与龛影。胃黏膜皱襞清晰，窦收缩良

巴蜀名医遗珍系列丛书

好，排空与蠕动正常。十二指肠帽部充满，形态正常，余段十二指肠与部分空肠，未见病变，环不大。总结意见：胃与十二指肠未见 X 线的病理征象。

半年以后，探访病人。据病人说，自前次服中药治愈胃痛后，至今饮食、精神均好，胃痛已未复发。

四十一、胃痛（气阴两虚，肝气乘胃）案

施某，男，70 岁，干部。1979 年 11 月 14 日初诊。

主诉：胃痛已 5 年余。1976 年 2 月 14 日，在四川省人民医院作钡餐检查，（片号 85582）意见：①胃小弯角切迹处溃疡，②十二指肠球部溃疡。在外服中西药效不显，故来此就诊。

现症：经常胃痛，每当饥饿时，俱先由左胁下开始作痛，逐渐上窜至胃脘部作痛。喜按，嗳气，纳少，口渴，二便正常，舌苔黄、质红，脉弦。

临证思辨：此乃胃之气阴两虚，肝气乘胃，所谓肝胃不和之胃痛也。《灵枢·经脉》说："肝足厥阴之脉，起于大趾丛毛之际，上循足跗上廉……挟胃，属肝，络胆，上贯膈，布胁肋，循喉咙之后。"叶天士《临证指南医案》卷二"咳嗽"治某案说："肝气从左而升。"因肝之经脉布于胁肋，肝气左升太过，故本证之痛，先由左胁下开始；因胃气阴虚，仓廪匮乏，故饥饿时，则肝气乘胃，逐渐上窜至胃脘作痛；胃虚，故纳少而痛时喜按；气郁，故嗳气而脉现弦象；阴虚，故口渴，苔黄，舌红。遂立疏肝益胃、和血行气法，用"逍遥散"合"乌贝散"化裁以治之。方中以柴胡疏肝，使木得条达；白芍平肝，使逆气得敛；当归和芍药而活血；茯苓伍甘草而补中；去白术、煨姜者，嫌其燥；去薄荷者，畏其散也。另加怀山药、谷麦芽以益胃；玄胡、金玲炭以行气；乌贝散活血而散结。

处方：逍遥散（《和剂局方》）合乌贝散化裁。

柴胡 10g	白芍 10g	当归 10g	茯苓 10g
山药 30g	甘草 3g	谷芽 15g	麦芽 15g

巴蜀名医遗珍系列丛书

玄胡索 10g　　金玲炭 10g　　　乌贼骨 20g　　　川贝粉^{另包，分三次冲服}6g

水煎服，4 剂。

11 月 27 日复诊：病人服前方后，从左胁窜至胃脘部痛已减轻一半，胃微胀，余症同前。原方加枳壳行气而宽肠胃。

处方：

柴胡 10g　　　白芍 10g　　　当归 10g　　　茯苓 10g

山药 30g　　　甘草 3g　　　谷芽 15g　　　麦芽 15g

玄胡索 10g　　金玲炭 10g　　乌贼骨 20g　　川贝粉^{另包，分三次冲服}6g

枳壳 3g

水煎服，4 剂。

12 月 12 日三诊：服前方后，从左胁窜至胃脘部痛更减轻，食欲增加。饭后微胀，舌苔薄白，质正常，脉弦缓。原方去甘草，以甘能令人满也。

处方：

柴胡 10g　　　　白芍 10g　　　　当归 10g　　　　茯苓 10g

山药 30g　　　　谷芽 15g　　　　麦芽 15g　　　　玄胡索 10g

金玲炭 10g　　　乌贼骨 20g　　　川贝粉^{另包，分三次冲服}6g

枳壳 3g

水煎服，6 剂。

1980 年 3 月 5 日：病人因患咳嗽来门诊治疗，据说，自服前方中药后，胃痛已未复发。

四十二、胃痛（气滞血瘀兼夹湿热）案

刘某，男，48岁，干部。1979年8月24日初诊。

主诉：胃痛已5年。病情加剧已3月余。曾在成都市某医院作钡餐检查，诊断为胃溃疡，服中西药后，胃痛时止时发，迄今未愈，故来就诊。8月20日，在我院门诊部作纤维胃镜检查，胃镜诊断：胃窦小弯侧溃疡，大弯侧浅溃疡，十二指肠炎。查大便隐血阳性。

现症：胃胀痛拒按，嗳气，泛酸，纳少，口和，大便干，色黑，舌苔黄白、质正常，脉弦涩。

临证思辨：此胃中气滞血瘀，而夹湿热所致之胃痛也。因胃中气滞，则血行瘀阻，故胃胀痛拒按；久痛入络，络脉损伤，故大便色黑；因气郁不疏，故嗳气而脉现弦涩；湿热中阻，故泛酸而舌苔白黄；热邪不甚，故口和；胃气受损，故纳少。遂立行气活血，泻热除湿，佐以健脾胃法，以"乌贝散"加味治之。方中用乌贼骨，既能和血，又兼能祛湿；川贝母，既可解郁，又可以泻热。另加三七散瘀定痛，白及逐瘀生新，玄胡活血行气，谷芽、麦芽开胃，甘草协和诸药。先贤说："胃以通为补。"故治本案之证，谨遵斯语，俟邪去痛定，再议调补脾胃可也。

处方：乌贝散加味。

乌贼骨20g 川贝粉^{另包分三次冲服}6g 广三七粉^{另包分三次冲服}6g

白及20g 玄胡索10g 谷芽20g 麦芽20g

甘草3g

水煎服，6剂。

8月31日复诊：服前方后，胃痛减轻，大便微黑，余症同前。原方再进4剂。

9月8日三诊：胃只微痛，纳少，大便颜色已转正常，舌苔脉象如前。原方加怀山药以补脾开胃。

处方：

乌贼骨 20g　　川贝粉^{另包分三次冲服}6g　　广三七粉^{另包分三次冲服}6g

白及 20g　　　玄胡索 10g　　　　谷芽 20g　　　麦芽 20g

甘草 3g　　　 怀山药 30g

水煎服，4剂。

9月15日四诊：胃已不痛，已不噫气泛酸，饮食增加，饭后胃胀，舌正常，脉缓。仍用前方加减，因痛定，故去玄胡索、广三七；因胃胀，故加枳壳以宽胃而消胀。

处方：

乌贼骨 20g　　川贝粉^{另包分三次冲服}6g　　怀山药 30g　　白及 20g

谷芽 15g　　　麦芽 15g　　　　枳壳 6g　　　　甘草 3g

水煎服，4剂。

10月31日：随访病人，据说，自服前方后，饮食、精神均好，即参加工作，至今胃痛未见复发。嗣后随访半年，身体皆康复如常。

四十三、胃痛（气阴虚衰兼气郁不疏、湿热郁中）案

黄某，女，35岁，职工。1979年11月6日初诊。

主诉：胃脘部胀痛已6年，病情加剧已1年。今年3月13日，在成都市第二人民医院放射科作钡餐检查：（片号34154）幽门管居中，十二指肠球部充盈后，见球部远端小弯处有一切迹，钡液通过稍快，加压后，见一清晰之钡点，周围黏膜向该钡点集中，二三段黏膜稍显混乱。意见：十二指肠球部溃疡。无黑大便史，病人在当地医院常服中西药物，效仍不著，故来此就诊。

现症：胃痛时喜按，按之自觉上腹部有包块如鸡蛋大，痛止则包块消失；面容消瘦而萎黄，嗳气，泛酸，纳少，口和，大便干结，小便正常，月经量少，舌苔薄白、质淡红，脉细。

临证思辨：此乃脾胃之气阴虚衰，兼气郁不疏，湿热郁于中焦之胃痛也。因脾胃之气阴虚衰，故胃痛喜按，饮食减少；因气郁不疏，故包块随痛症而时散；湿热郁遏，故泛酸；气郁不疏，故嗳气；气虚，故口和，舌苔薄白、质淡红；阴虚，故大便干结；脾胃之气阴虚衰，则气血之化源匮乏；气血虚，故面容消瘦而萎黄，脉细，月经量少，此诸症所由来也。遂立补脾益胃，行气活血，泻热除湿法，用"乌贝散"加味治之。方中用党参以补脾胃之气；芍药以益脾胃之阴；糯米草根、鸡矢藤以健脾，谷芽、炒麦芽以开胃，乌贼骨活血，而兼能除湿；川贝母泻热，又能解郁；玄胡行气，麻仁润燥，甘草和中。

处方：乌贝散加味。

乌贼骨20g	川贝粉_{另包分三次冲服}6g	党参30g	怀山药30g
糯米草根30g	鸡矢藤30g	谷芽15g	麦芽15g
玄胡索10g	火麻仁30g	甘草3g	

水煎服，4剂。

12月10日复诊：服前方后，胃痛减轻过半，食量增加，大便已不干结，余症同前。原方去火麻仁，再进4剂。自愿回原单位服药调养。

1981年4月10日：探访病人，据说，因服前方有效，乃继服前方30剂，胃痛与诸症即愈，至今未见复发。以后随访1年，身体皆康健如常。

四十四、胃痛（胃阴虚、肝胃不和）案

俞某，男，24岁，工人。门诊9467号，1980年，7月7日初诊。

主诉： 胃脘部隐痛已4年，病情加剧已1月。今年6月27日，在成都市第一工人医院放射科作胃肠道钡餐检查：（片号42039）胃张力偏高，蠕动强，胃窦有暂时痉挛征，幽门管轻度偏位，十二指肠充填欠佳，持久变形，且有激惹征，有局部压痛，上段小肠无特殊。总结意见：胃窦部疾患，十二指肠球部溃疡。两月前，发现大便黑色，查大便隐血阳性，服中药后，大便已转正常。

现症： 每日胃痛喜按，饭后则减轻，并伴两肋亦痛，不嗳气与泛酸，口微渴，舌苔少微黄、质微红，脉弦略数。

临证思辨： 此乃胃阴虚，肝气上乘于胃，所谓肝胃不和所致之胃痛也。因胃阴虚，仓廪匮乏，故胃痛则喜按；"食气入胃，浊气归心，淫精于脉"，脉络得养，故饭后则胃痛减轻；胃阴虚，故口渴，舌苔少而微黄，脉数；肝气上逆乘胃，故两肋痛，脉呈弦象。遂立平肝益胃，调和肝胃之法，用"金铃子散"合"逍遥散"加减治之。"逍遥散"方中取柴胡合白芍以平肝，当归养血；不用煨姜、白术者，恶其燥；不用薄荷者，嫌其散；去茯苓者，恐淡渗利尿而伤阴。另用"金铃子散"中之金铃炭泻热，玄胡索行气，再加川贝母泻热散结，香附调气开郁；山药与甘草、乌梅相配，能酸甘化阴以益胃。古人虽有"柴胡劫肝阴"之说，然有此三味以益胃阴，则胃得所养，自然能散精于肝，而柴胡之于肝阴，又有何损耶？

处方： 金铃子散（陈修园《时方歌括》方）合逍遥散（《局方》加减）。

柴胡 10g   白芍 10g   当归 10g   金铃炭 10g

玄胡索 10g   怀山药 30g   甘草 3g   乌梅 10g

川贝粉_{另包，分三次冲服}6g   香附 6g

水煎服，4 剂。

7 月 15 日复诊：服前方后，胃与两胁痛止，睡眠差，舌苔与脉象同前。原方去香附，加夜交藤以交合阴阳。

处方：

柴胡 6g   白芍 10g   当归 10g   金铃炭 10g

玄胡索 10g   怀山药 30g   甘草 3g   乌梅 10g

川贝粉_{另包，分三次冲服}6g   夜交藤 30g

水煎服，4 剂。

10 月 9 日三诊：据病人说，前次服药，病愈已 2 月余，昨天因过于劳累，两胁与胃脘微痛，余细察舌苔黄白，脉弦近数。仍用原方，再进 4 剂。

嗣后随访病人 2 次，前症俱未见复发。

四十五、胃痛（脾气虚弱，湿热郁阻）案

闵某，女，45岁，教师。1980年5月28日初诊。

主诉：胃痛已8年，病情加剧已1月余。8年以来，经常胃脘部胀痛，经成都市某医院西医检查，诊断为慢性胃炎。每次病发，给以西药，痛即缓解。一月前，前症复发，在外服中西药，效俱不显，故来此就诊。

现症：胃脘胀痛拒按，饭后更剧，纳少，口渴不思饮，夜卧不安，大便稀溏，小便色赤，舌苔黄腻，脉沉弦。

临证思辨：此属脾气虚弱，兼湿热郁阻中焦之胃痛也。因脾气虚，健运失常，水湿停留，郁久化热，湿热壅阻中焦，气机不畅，故胃脘胀痛拒按，而食后更剧；湿热郁遏于胃，故纳少，口渴不思饮，舌苔黄腻；胃中不和，故夜卧不安；土虚湿胜，故大便稀溏；湿热外出，故小便色赤；气机郁滞，故脉现沉弦。遂立扶脾行气，清热燥湿法，用"半夏泻心汤"加减治之。方中用党参、甘草以扶脾，半夏、干姜以燥湿，黄芩清热，黄连泻火燥湿；况黄芩、黄连，与干姜、半夏相配，辛开苦降，寒温合用，而中焦之湿热易消，胀满疼痛自解。不用大枣，而少用甘草者，恐助其胀满；另加陈皮与佛手者，能理气和中也。

处方：半夏泻心汤（《伤寒论》方）加减。

党参30g	法夏10g	干姜12g	黄芩6g
黄连3g	甘草3g	陈皮10g	佛手片10g

水煎服，2剂。

10月6日：病人因患外感来门诊部求诊，据说：前次服中药2剂后，胃胀痛减轻，饮食增加，自己将原方续服10剂，诸症全愈，至今未见胃病复发。嗣后随访半年，均康复如常。

四十六、脱发（气血虚衰）案

王某，男，29岁，已婚，干部。门诊11508号，1958年4月27日初诊。

主诉：毛发逐渐脱落已1年多。自1957年2月起，突然头发脱落，先从枕骨及头颅部开始，逐渐扩展至全部头发脱落将尽。1957年及目前，曾先后在成都市某医院照紫外线与服西药，约半年余，俱无显效，因来此就诊。本院内科西医吴康衡老师查体：发、眉、胡须、汗毛、腋下毛、鼻孔毛、阴毛等，均脱落稀疏，眉外2/3处全脱，皮肤知觉无改变，甲状腺无肿大。心：心跳快，节律不整，无杂音，心界无扩大。肺：无特殊发现。两手无震颤浮肿。其他医院查康氏反应阴性，基础代谢低。病史：20岁至25岁时，有手淫恶习。

现症：全身毛发脱落稀疏，头部戴以假发，一身肌肉眴动，面容及一身肌肉消瘦，记忆力减退，心悸，失眠，食少，舌尖红，脉缓弱、两寸更弱。

临证思辨：此属气血虚衰，发无所养而全脱，即中医所谓"虚损"之证也。《素问·六条藏象论》说："肺者气之本，魄之处也，其华在毛，其充在皮……肾者主蛰，封藏之本，精之处也，其华在发，其充在骨。"《素问·阴阳应象大论》说："心生血……肺生皮毛。"巢元方《诸病源候论》"火烧处发不生候"说："夫发之生，血气所润养也。"汪讱庵《本草备要》"人部"对"发"注释说："发者，血之余。"唐宗海《医经精义》说："发虽血之余，其实血从气而化。"本证因肺气虚，不能输精于皮毛，心血虚，不能营养于发，故头发及全身之毛类皆脱落；脾气虚，健运失权，故食少，面及一身肌肉，不得营养而消瘦；因"肾生骨髓""脑为髓之海"，发者脑之所养，病人手淫过度而伤肾精，不但脑无以养于发而脱落，且肾不能藏智，而现记忆力减退；又因肾精亏损，则肾阴不能上济于心，心火不能下交于肾，故经常失眠；心血虚，故心悸而舌尖红；肝血少，故筋肉失养而肌肉瞤动；左寸属心，右寸属肺，缓弱之脉，原主气虚，气血俱虚，故两寸脉尤弱。遂立益气养血法，用"八珍汤"治疗。方中以党参、白术、茯苓、甘草，补脾肺之气，使肺气旺，则四脏之气皆旺，脾土旺，则余脏皆受其荫；用当归、白芍、生地、川芎，以补养心血，心血生，则肝能藏血，脾能统血，气血之来源不绝，而毛发自然生长矣。

处方：八珍汤（《时方歌括》方）。

| 党参 15g | 白术 10g | 茯苓 10g | 炙甘草 6g |
| 生地 10g | 白芍 15g | 当归 10g | 川芎 6g |

水煎服，7 剂。

5 月 5 日复诊：服前方后，食量增加，余症同前。原方再进 7 剂。

5 月 13 日三诊：头目昏眩，记忆力仍差，一身肌肉瞤动甚剧，毛发仍落，舌苔脉象同前。原方再加黄芪以补中益气，首乌以补血添精，重加白芍以平肝，又加钩藤以息风，配"孔圣枕中丹"以炒远志通肾上达于心，强志益智；用石菖蒲开心孔而利九窍，补肝益心；取龟板之性灵，能补心益肾，而资智滋阴，去龙骨之收涩，恐妨碍消化，而食欲反退。并嘱病人，树立信心以治病，幸勿悲观失望，且勿图速效为务。

处方：八珍汤合孔圣枕中丹（《千金要方》）加减。

党参 15g	白术 10g	茯苓 10g	炙甘草 6g
生地 10g	白芍 20g	钩藤^{后下} 15g	黄芪 18g
炒远志 10g	石菖蒲 6g	龟板^{先煎} 18g	制首乌 25g

水煎服，7剂。

5月22日四诊：服前方后，一身肌肉瞤动与心悸减轻，头发与汗毛、阴毛，已逐渐生长，先由白色转成黑色。每日已能看书阅报2～3小时久，舌正常，脉缓弱。原方再服。

6月13日五诊：前方共服19剂，食欲增加，头目昏眩与肌肉瞤动减轻，原方再进7剂。

6月22日六诊：头发继续生长，落时少。余症如前，原方再服。

7月4日七诊：前方共服11剂，食欲更增而易饥，睡眠好转而多梦。仍本原方，去黄芪之甘温，加枸杞、菟丝子补肾益精，朱茯神补心安神。

处方：

党参 15g	白术 10g	茯苓 10g	炙甘草 3g
生地 10g	当归 10g	川芎 3g	白芍 12g
钩藤^{后下}15g	石菖蒲 3g	龟板^{先煎}12g	炒远志 10g
朱茯神 10g	枸杞 10g	菟丝子 10g	

水煎服，9剂。

7月15日八诊：病人头发、腋下毛、鼻孔毛、阴毛、汗毛等，均生长极多，眉毛亦逐渐生长，心悸与一身肌肉瞤动俱减轻，睡眠增加，梦亦减少。原方再进13剂。

7月29日九诊：头发生长更多，唯后脑枕骨部约二横指许尚稀疏，每夜能睡6小时久，饮食恢复正常，精神愉快。原方再进10剂。

8月10日十诊：头发、腋下毛、阴毛生长更多，均先由白色逐渐转为黑色；胃微胀痛，舌正常，脉缓。原方加鸡内金以健胃。

处方：

党参 15g	白术 10g	茯苓 10g	炙甘草 3g
生地 10g	当归 10g	川芎 3g	白芍 12g
钩藤^{后下} 15g	石菖蒲 3g	龟板^{先煎} 12g	炒远志 10g
朱茯神 10g	枸杞 10g	菟丝子 10g	鸡内金 10g

水煎服，5 剂。

8 月 16 日十一诊：胃胀痛已止，原方去鸡内金。再服 3 剂。

8 月 20 日十二诊：头发全部生长，头已未戴假发，全身汗毛及腋下毛、阴毛等，均生长极多，眉毛亦逐渐生长，肌肉微觉瞤动，梦减少，记忆力增加，面容好转，精神愉快，自愿明日返回本单位工作。嘱病人回本单位后，再进原方 5 剂，以巩固疗效。

病人于 1966 年 10 月，因患急性黄疸型肝炎，又来我院门诊部治疗。见一身毛发，宛然与健康人无异。并说，自 1958 年，在本院门诊服中药治愈毛发脱落后，本症未见复发。

四十七、脱发（肾之气阴两虚）案

任某，男，32岁，工人。门诊201030号，1965年，6月19日初诊。

主诉：毛发脱落已半年余。自1964年起，常患遗精，或有梦、或无梦而遗，约每周2次。去年8月，忽现头顶部落发少许，以后区域逐渐扩大，头皮及额部奇痒，曾先后于成都市某医院皮肤科，及某医院内科用西药治疗未效。同年11月，又到成都市某医院门诊部内科，检查诊断为斑秃，用西药与电疗，以及斑秃丸（药物不详）治疗，均无显效，因此来我院就诊。

现症：头发稀疏可数，常戴假发，眉毛全脱，胡须稀少，面色微黑，语音清晰，每周滑精2次，眠食与精神尚可，口和，二便正常，舌苔黄白、质红，左尺脉沉细，余脉缓弱。

临证思辨：此属肾之气阴两虚，导致发无所养而全脱，以成"虚损"之证也。张仲景《金匮要略方论》"血痹虚劳病脉证并治"说："夫失精家，少腹弦急……发落。"巢元方《诸病源候论》"虚劳失精候"说："肾气虚损，不能藏精，故精漏失，其病小腹弦急……发落。"李中梓《医宗必读》对"遗精"一文说："梦与女人交为梦遗，不因梦而自遗者为精滑。"又说："以不梦而自遗者，心肾之伤居多；梦而后遗者，相火之强为害……治之之法，独因肾病而遗者，治其肾。"本病由于1964年起，常患遗精不止，直到目前，仍每周滑精2次，可见病人之头发脱落，属肾亏无疑。本证因长期遗精，必致伤肾；又因肾虚不固，故必每周滑精2次，此乃互为因果也。盖脑为髓海，肾气主之，今肾之气阴亏损，脑无以养于发，故头发脱落；汪讱庵《本草备要》对"发"注释说:"眉属肝……须属肾。"此因肾水不能养肝,故眉毛全脱;肾虚,则胡须失其所养,故胡须脱落而稀少;肾气阴虚,故舌苔黄白、质红,面色微黑;真气虚衰,故脉缓弱;阴精亏损,故左尺脉沉细。遂立补养肾气肾阴,佐以和中开胃法,用张景岳"赞化血余丹"治之。方中以血余炭补阴和血,枸杞子助阳生精,用熟地以补真阴,当归以和血脉,菟丝子壮阳滋肾,鹿角胶补肾强精,杜仲合巴戟天以补肾气,苁蓉伍胡桃肉以补下元,党参益气和中,茯苓健脾和胃,制首乌填精益髓,小茴香理气开胃。补肾药中,而加入健脾调中药者,因补后天,即可以养先天也;滋补药中,而加入理气开胃药者,因恐滋腻之药,妨碍消化也。此方既能补肾填精,又能补气养血,即《素问·阴阳应象大论》"形不足者,温之以气;精不足者,补之以味"是也。

处方:赞化血余丹(《新方八阵》方)。

血余炭 10g	枸杞子 12g	熟地 18g	当归 12g
菟丝子 12g	鹿胶烊化 12g	杜仲 12g	巴戟 12g
肉苁蓉 12g	胡桃仁 10g	党参 18g	茯苓 10g
制首乌 30g	小茴香 10g		

水煎服,2剂。

6月22日复诊:服前方后,各症如前。原方再进3剂。

6月26日三诊:服前方后,滑精好转,每半月滑精1次,另增口渴,舌脉同前。原方去小茴香、杜仲、巴戟天等之辛药,加入生地凉血,女贞子、旱莲草、怀山药以补肾益阴。

处方:

| 血余炭 10g | 枸杞子 12g | 熟地 18g | 当归 12g |

菟丝子 12g	鹿胶烊化 12g	肉苁蓉 12g	胡桃仁 10g
党参 18g	茯苓 10g	制首乌 30g	生地 12g
女贞子 12g	旱莲草 12g	怀山药 20g	

上十五味，共为细末，蜜蜂为丸。每日 3 次，每次服 10g，空腹服，温开水下，共 8 剂。

另配八珍汤加首乌，每日用水煎服，以调补气血。

处方：八珍汤加味。

党参 15g	白术 12g	茯苓 12g	甘草 3g
当归 12g	生地 12g	白芍 12g	川芎 6g
制首乌 30g			

水煎服，4 剂。

7 月 2 日四诊：已不滑精，新发与胡须逐渐生长，舌脉同前。原方再进 4 剂。

7 月 8 日五诊：胸闷，舌苔黄腻，此乃前药养阴太过，故致湿邪内起，而现上述之症。仍用原方去生地，加陈皮以和中快膈而燥湿。

处方：

党参 15g	白术 12g	茯苓 12g	甘草 3g
当归 12g	白芍 12g	川芎 6g	制首乌 30g
陈皮 10g			

水煎服，8 剂。

7 月 19 日六诊：胸已不闷，头发与胡须生长较多，舌苔黄，脉缓。原方去陈皮，再进 8 剂。

7 月 28 日七诊：头发、眉毛、胡须均不断生长，病人极端高兴，舌脉同前。原方之丸剂再进 4 剂，汤剂 4 剂。

病人已 3 月余未来复诊，随访病人，见头发、眉毛、胡须已全部生长，头已未戴假发，并向余申谢不已。次年又随访病人 1 次，头发仍未见脱落。

四十八、脱发（肝肾阴虚）案

尤某，女，20岁，学生。1978年11月20日初诊。

主诉：头发脱落已1年多。近两年来，因准备投考大学，昼夜不断勤奋，用脑过度，头项部之发，逐渐脱落，未及1年，遂由头项部扩散至全部头发，皆不断脱落，在成都市某医院门诊部，检查诊断为斑秃，服中西药效不显，故来就诊。

现症：病人头部之发，稀疏可数，常以假发戴于头上，眉毛、腋下毛、全身汗毛俱已脱光，睡眠与记忆力差，胃纳尚可，月经能按期来潮、量中等、色红，月经来潮后，小腹痛，口渴，二便正常，舌苔薄黄、质红，脉细数。

临证思辨：此属肝肾阴虚，导致发无所养而全脱，以成"虚损"之证也。盖"肾生骨髓，髓生肝"，又"脑为髓之海"，本证因过度用脑，致伤肾阴，肾阴虚，发无所养，故头发脱落；"眉属肝"，腋下为肝之分野，肾阴虚，则肝失所养，故眉毛与腋下毛俱脱尽；"肾足少阴之脉，其直者，从肾上贯肝膈，入肺中"，今肾阴虚，子病及母，则肺之精气不能滋养皮毛，故全身之汗毛全脱；"肾藏志"，肾阴虚，则智力弱，故记忆力减退；"肾足少阴之脉，其支者，从肺出络心。"今肾阴虚，不能上济于心，心火不能下交于肾，故睡眠差；"肝足厥阴之脉，循股阴，入毛中，过阴器，抵小腹。"今肝阴虚，故月经来潮之后，而现小腹痛；至于口渴，舌苔黄，质红，脉细数者，皆阴虚之象也。遂立补养肝肾法，用"二至丸"合"赞化血余丹"化裁治疗。方中用"二至丸"中之女贞子以补肝肾，旱莲草以补肾，用"赞化血余丹"中之血余炭、熟地以补阴，当归和血，鹿胶、菟丝子、枸杞子助阳生精，制首乌以补肝肾；因肝肾阴虚，故去肉苁蓉、杜仲、胡桃仁、巴戟天、小茴香等之温药；因真气不衰，故需须党参、茯苓之益气；另加怀山药、桑寄生、桑椹子、五味子以补肾，白芍敛阴，枣仁补肝。

处方：二至丸（《医方集解》方）合赞化血余丹加减。

女贞子 30g	旱莲草 30g	血余炭 15g	菟丝子 15g
枸杞 30g	当归 20g	鹿胶烊化 25g	熟地 20g
制首乌 60g	山药 30g	桑寄生 30g	桑椹子 30g
五味子 12g	白芍 15g	炒枣仁 15g	

上十五味，共为细末，蜂蜜为丸。每日 3 次，每次服 10g，空腹服，温开水，或米饮下，共 4 剂。

1979 年 3 月 5 日复诊：病人服前方丸药后，头发已逐渐生长许多，余症同前。原方再进 4 剂。并嘱病人勿过于用脑，否则发虽长，仍不免再落。

1980 年 2 月 15 日三诊：病人因服前方后，自愿又进前方 10 剂，并于去年考入重庆西南师范学院政教系 79 级读书，早已未戴假发。目前只头之左侧约二横指许，头发尚未长齐，眉毛生长较少，腋下毛与全身汗毛生长极多，睡眠佳，月经来后，腹已不痛，舌苔薄黄、质正常，脉缓。原方再进 4 剂，以巩固疗效。

1982 年 2 月 1 日，病人在假期中，特引其妹来门诊治病，见病人头发、眉毛全部生长，已如健康人。据诉，自服前方药后，不唯头发、眉毛已全部生长，腋下毛与全身汗毛亦全部长好，至今未见毛发脱落，并向余再三申谢。余每遇用脑过度，或经常遗精伤肾而导致毛发脱落者，常以"赞化血余丹"，或配"二至丸"加减治疗，皆能奏效，病案已不再引。

四十九、脱发（心血不足）案

廖某，女，27岁，未婚，职工。门诊31435号，1980年4月2日初诊。

主诉：头发脱落已2年余。近2年来，经常失眠，每夜仅睡1～2小时久，且入睡梦多；去年发现头发先从头项部脱落，逐渐扩散至头全部皆脱。曾在成都市某医院检查诊断为"斑秃"，服中西药治疗，效不显，由本学院科研处黄华先老师介绍来就诊。

现症：头部之发，已全部脱落而成秃头，眉毛亦脱尽，经常不离假发蒙头；口渴，心烦，失眠，每夜能睡1小时，仍梦多，胃纳尚可，二便正常，舌质红、无苔，脉细数。

临证思辨：此属心血不足，引起脱发之"虚损"证也。因"发者血之余"，今病人由于平时思虑过度，耗其心血，心血不足，发无所养，故导致头发脱落而成秃头；"眉属肝"，今病人因心血不足，则肝之藏血亦少，眉无血养，故眉毛亦脱尽；心血虚，则心火偏旺，不能下交于肾，心肾不交，故经常失眠；"心藏神""肝藏魂"，今因心与肝之血俱虚，则心不能藏神，肝不能藏魂，故入睡时梦多；心火旺，阴津亏损，故心烦，口渴，舌无苔、质红，脉细而数。遂立补养心血法，用"天王补心丹"加减治之。方中以玄参、生地，补水制火；天冬、麦冬滋水润燥；丹参、秦当归以生心血；远志、柏子仁能养心神；不用人参，而用明沙参之补肺阴者，乃防止金被火刑也；用茯苓既能补心，又能利水者，因其能通心气于肾，使热从小便出也。至于用五味子与枣仁，乃敛心气之耗散；桔梗乃载诸药以上浮，另加首乌以补血，甘草协和诸药。因既有五味子之敛心气，故勿需朱砂之镇心；既用茯苓之行水，故不用灯心之利水清热也。

处方：天王补心丹（《医方集解》方）加减。

玄参 25g	生地 20g	天冬 20g	麦冬 20g
丹参 15g	秦归 12g	远志 6g	枣仁 20g
柏子仁 20g	明沙参 30g	茯苓 10g	五味子 10g
制首乌 60g	桔梗 10g	甘草 3g	

水煎服，4 剂。

5 月 1 日复诊：病人自诉，服前方后，睡眠增加，口渴与心烦减轻，余症如前。原方再进 6 剂。

5 月 20 日三诊：病人头发已逐渐生长，睡眠能达：4 小时久，余症同前。原方再服 10 剂。

9 月 20 日四诊：据诉服前方后，因见头发不断生长，眉毛亦渐生长，睡眠能达 6 小时久，梦少，故自将原方重服 30 剂。今来门诊时，头发已生长三分之二，口微渴，舌苔少、质红，脉细近数。原方汤剂，改为丸剂。

处方：

玄参 25g	生地 20g	天冬 20g	麦冬 20g
丹参 15g	秦归 12g	远志 6g	枣仁 20g
柏子仁 20g	明沙参 30g	茯苓 10g	五味子 10g
制首乌 60g	桔梗 10g	甘草 3g	

上十五味，共为细末，蜂蜜为丸。每次服 10g，一日 3 次，空腹服，温开水，或米饮下，共 10 剂。

1981 年 5 月 6 日，本学院科研处黄华先老师，特带领病人来我处。余见病人头发全部生长，眉毛亦生长较多。据诉早已弃去假发而未戴，眠食俱佳，精神愉快，故特来致谢云云。自病人去后，随访至今7年，前症皆未复发。尔后常遇脱发病人，由于心血不足导致脱发，而伴有心烦失眠，舌脉与本证相类似者，投以"天王补心丹"，或以此方加减与之服，皆获良效。

五十、脱发（肝气不舒，气滞血阻）案

雷某，女，27岁，未婚，职工。1983年9月15日初诊。

主诉：脱发已6年多。近6年以来，每次因情绪抑郁，则现头发脱落，始由后脑部脱落，逐渐区域增大，在外服中药治疗未效。近因情绪不良，脱发较前严重，故特来就诊。

现症：头部各处皆有发脱落，甚至成片而落，病人心情十分紧张，食欲差，口渴，舌苔黄、质微红，月经来时小腹痛、色正常，脉弦。

临证思辨：此乃肝气不疏，气滞血阻，气并于肝而乘脾，血不上荣于发，而成脱发之"虚损"证也。《灵枢·本神》说："愁忧者，气闭塞而不行。"又说："脾愁忧而不解则伤意，意伤则悗乱，四肢不举，毛悴色夭。"《素问·宣明五气》说："精气并于肝则忧。"张景岳《类经·疾病类》二十五"宣明五气"对本句注释说："气并于肝，则乘脾而为忧，脾之虚也。"又说："并，聚也。"今病人因每值情绪抑郁，则肝气不疏，气并于肝而乘脾，脾虚则气血之来源告匮，发无血养，故头发脱落；肝气不疏，故脉弦；脾气虚弱，故食减；肝郁化热，故口渴，舌苔黄而质红；肝气郁结，故月经来时而小腹痛。遂立疏肝健脾，佐以养血补肝法治之，用"逍遥散"加减。方中用柴胡、白芍平肝，当归活血，茯苓、甘草补脾泻热；去白术、煨姜之温，与薄荷之散；另加怀山药与谷芽之开胃健脾，制首乌与枸杞子之补肝养血；又加入香附之疏肝行气，则气不并于肝而乘脾，忧愁解而食欲增，气血之来源不绝，发有所养，自不再脱落矣。医者如不审病求因，以辨证施治，仍守前数案之方药，以治本案之脱发，恐未必能收满意之效果。

处方 1：逍遥散加减。

柴胡 10g	白芍 10g	当归 10g	茯苓 10g
山药 30g	谷芽 15g	甘草 3g	枸杞 20g
制首乌 60g	香附 6g		

水煎服，10 剂。

处方 2：

当归 30g	旱莲草 30g	侧柏叶 30g

上三味，水煎，滤渣。用药水洗头部，洗后用净布将头部擦干，下次再将药渣煎水，洗法如前。每日 1 剂，可以助发生长，共 10 剂。

9 月 25 日复诊：服前方汤剂与外用洗头药后，头发脱落已好转，饮食增加，心情较前舒畅，余症如前。原方（处方 1、处方 2）各再进10 剂。

10 月 8 日三诊：病人之头发，每日只落少许，原来之落发处，发已生长许多，口已不渴，舌苔薄白，质正常，脉弦缓。病人喜悦非常，再用前两方，口服药与外洗药并进，以巩固疗效。

嗣后随访病人 3 次。据诉，自前次服中药与外洗头部之药后，头发已全部生长，未见脱落。后常以此方加减，治愈类似本案，由于肝气不疏所导致脱发之证者多人，病案兹不再引。

五十一、遗尿（肺热郁结）案

杨某，男，7 岁，1974 年。8 月 17 日初诊。

家长代诉：患儿小便频数，不能自禁已 4 年余。1970 年 7 月某日，因患感冒发烧，咳嗽，经服中西药后，发烧减退，但咳嗽未获痊愈，继而出现小便频数，每天小便 40 次，或 50 次以上，不能自禁，量少，致使患儿无法坚持学习而停学。曾在重庆市某几个医院作多次化验小便常规，皆无异常发现，并经各医院用中西药治疗无效，乃转就余诊。

现症：患儿每天小便增加至 70 次以上，或 80 次，不能自禁，无尿痛、尿血与腰痛等症，小便色微黄，化验小便正常，入睡后，小便亦不自遗；咳吐黄色稠痰，口渴，汗出，不发热，面色正常，精神尚可，大便正常，舌苔薄黄白、有津液、质红，脉大数，右脉尤著。

临证思辨：此为肺热郁结，肺气宣降失常，影响膀胱之开阖失司，而成遗尿之证。《素问·经脉别论》说："饮入于胃，游溢精气，上输于脾，脾气散精，上归于肺，通调水道，下输膀胱……"又《素问·脉要精微论》说："水泉不止者，是膀胱不藏也。"朱震亨《丹溪心法》"小便不禁四十一"说："小便不禁者，属热属虚。"本证因感冒发热，咳嗽，经服中西药治疗，感冒发热虽然减退，然肺中之热，未彻底清除，故导致肺热郁结，肺气宣降失常，影响膀胱之开阖失司而遗尿；因肺中郁热，故咳吐黄色稠痰，口渴，汗出，舌苔黄白、质红，右脉大数较左脉尤显著者也。遂立清宣肺气法，用"麻黄杏仁石膏甘草汤"加味治之。方中之麻黄伍石膏，能清宣肺中之郁热；杏仁降气，甘草和中。另加入桔梗者，因桔梗配杏仁，则宣降肺气之力更强；加入山药者，因山药合甘草，则安胃和中之力更胜。

处方：麻黄杏仁石膏甘草汤（《伤寒论》方）加味。

麻黄 6g　　　　生石膏^{另包，先煎}12g　　　杏仁 9g　　　　甘草 3g

桔梗 9g　　　　怀山药 18g

水煎服，2 剂。

8 月 19 日复诊，据家长诉：患儿服前方药后，小便次数以减少三分之一，余症同前，原方再服 4 剂。

8 月 24 日三诊：小便次数已减少大半，每天只解三十次左右，咳嗽已止，脉略数，已无大象，舌苔同前。仍守前方，再服 4 剂，以清余邪。

8 月 28 日四诊：小便次数与健康人无异，舌苔、脉象均已正常，改用"四君子汤"，调理脾胃之法收功。方中以党参，白术扶脾益气，茯苓利湿泻热，甘草补土和中。

处方：四君子汤（《医方集解》方）

党参 12g　　　　白术 9g　　　　茯苓 9g　　　　甘草 3g

水煎服，2 剂。

1975 年 8 月，特写信去探问患儿之疾病情况，其家长回函说，该病孩自服前药病愈后，已未复发，并向余致谢云云。

五十二、遗尿（痰热郁肺伤阴）案

杜某，男，14岁，学生。1975年6月16日初诊。

家长代诉：患儿遗尿已10年，病情加剧已2年。患儿于10年前，即于睡眠时，梦中遗尿，每周1～2次，近2年来，每夜睡中遗尿达4～5次，并经常咳嗽，气喘，吐稠痰，口渴，大便正常，小便色黄，舌苔黄白乏津、舌质红，右脉滑数，左脉细数。

临证思辨： 此乃痰热郁肺伤阴，而成咳嗽气喘，肺阴虚，则治条无权，不能起到正常通调水道之作用，以致膀胱开阖失司，故又称遗尿之证。《素问·灵兰秘典论》说："肺者，相傅之官，治节出焉。"《素问·咳论》说："肺咳之状，咳而喘息有音……"《灵枢·本神》说："肺藏气……肺气虚，则鼻塞不利少气；实则喘喝，胸盈仰息。"本证因痰热郁肺，故咳嗽，气喘，吐稠痰，右脉滑数；痰热郁久伤阴，故口渴，舌苔黄白少津，舌质红，小便黄，左脉细数；肺阴虚，则肺之治节失权，不能通调水道，故导致膀胱之开阖失常，而每夜必睡中遗尿。遂立宣肺清热，佐以祛痰养阴法，用"麻黄杏仁石膏甘草汤"加味治之。方中用麻黄、石膏清肺中之郁热，杏仁降气行痰，甘草和中。加入桔梗以开胸膈滞气，明沙参与麦冬，泻热养阴。此遗尿证，舍肾与膀胱不治，而从肺治者，即古人所谓"肺为水上之源"，源清则流自洁也。本案与前案杨某之病，症状虽略有不同，然其病理则一致，故皆用"麻黄杏仁石膏甘草汤"随证加味，而遗尿之证即愈。

处方：麻黄杏仁石膏甘草汤加味。

麻黄6g	杏仁9g	生石膏 另包，先煎 18g	甘草3g
桔梗6g	明沙参12g	麦冬10g	

巴蜀名医遗珍系列丛书

水煎服，2 剂

6 月 18 日复诊：病人服前方后，已两夜未遗尿，昨天停药，昨夜又遗尿 2 次，余症同前。原方再加生石膏 6g，水煎服，3 剂。

6 月 26 日三诊：服前方后，口渴减轻，饮食减少，余症同前。仍本前方，去麦冬之养阴与桔梗之升提，加山药、谷芽以健脾开胃。

处方：

| 麻黄 6g | 杏仁 9g | 生石膏^{另包，先煎}12g | 甘草 3g |

麻黄 6g　　　　杏仁 9g　　　生石膏^{另包，先煎}12g　　　甘草 3g

明沙参 12g　　山药 24g　　谷芽 24g

水煎服，3 剂。

6 月 30 日四诊：食量增加，夜间偶尔遗尿 1 次，咳嗽与气喘减轻，口微渴，舌苔白而有津、质微红，脉略数，左手脉已无细象。原方去明沙参之养阴，加苏子以祛痰平喘。

处方：

麻黄 6g　　　　杏仁 9g　　　生石膏^{另包，先煎}12g　　　甘草 3g

山药 24g　　　谷芽 24g　　苏子 6g

水煎服，3 剂。

自此以后，病人未作 5 次复诊。2 周以后，余与我院程序老师，去病家探访，得知患儿遗尿证已痊愈，只微喘而已。同年 11 月 12 日，病儿之母见病人之遗尿已数月未发，故特来信致谢。

余用本方，或用本方加味，治愈与本案同一类型之遗尿证，已有 20 余例。自 1975 年，学院领导嘱余将以上两案治疗之经过，向全院师生汇报后，个别老师及同学遇有同此类型之遗尿证，用"麻黄杏仁石膏甘草汤"加味治之，据说收效同样良好。

麻杏石甘汤治遗尿之体会：

①属于肺热郁结型的遗尿，均伴有咳嗽，口渴、舌苔黄白、脉数、或右脉偏大等。从中医辨证分析，本型引起遗尿的主要原因，是由于肺热郁结，导致肺气不宣，使肺气无权，因而影响肾水不摄，膀胱的开阖失司而成本证。治以宣肺清热之法，选麻杏石甘汤加味。麻黄配杏仁宣降肺气，石膏清肺中郁热，甘草调和诸药。脾胃虚弱，再加山药、谷芽以健脾胃。本方主要使肺热清解、肺气之宣降功能复常，则肺气有权，在下之肾水能摄，膀胱之开阖功能恢复，故遗尿症自然愈矣。

②属于痰热郁肺伤阴型的遗尿，兼有咳嗽、气喘、吐稠痰、口渴、舌苔黄白乏津、舌质红、右脉滑数、左脉细数等。从中医辨证分析，本型遗尿的主要原因是由于痰热郁肺伤阴，肺的阴气不能下达膀胱，失去治节的功能，因而影响膀胱的开阖失司所致。正如唐宗海《医经精义》云："夫肺以阴气下达膀胱，通调水道而主治节，使小便有度，不得违碍；肝肾以阳气达于膀胱，蒸发水气使其上腾，不得直泻。"较明确地论述了该型遗尿的病机。我对此型的治疗，采用宣肺清热，佐以养阴祛痰之法，选用了麻杏石甘汤加味。麻杏石甘汤的机理已如前述，此外，加沙参、麦冬以养肺阴，山药、谷芽以健脾胃。肺气上逆者再加苏子以降气。本方主要使肺热清解，肺阴充足，其宣降功能复常，肺的阴气能下达膀胱，治节有主，则膀胱之开阖功能恢复，故遗尿症即痊愈。

③从以上治愈两种类型的遗尿症可以体会，遗尿不仅由于肾、膀胱、肺、三焦之气虚不固，或肾阳虚才能引起；肺热郁结，或痰热郁肺伤阴，也可导致膀胱的开阖失司而成本病。李用粹《证治汇补》云遗尿"又有挟热者，因膀胱火邪妄动，水不得宁，故不禁而频来。可见遗尿一症，有寒有热之不同也。"这段的论述是具有指导实践意义的。

五十三、遗尿（肾气虚弱）案

张某，男，12岁，学生。1975年6月3日初诊。

家长代诉：患儿夜间遗尿已10余年，自幼小时，即每夜遗尿二三至，西医诊断为大脑发育不良，经用中西药以及民间验方治疗无效，又用针灸治疗多次，效仍不显，故特来就诊。

现症：患儿饮食、睡眠均可，大便正常，小便清白，舌苔薄白、质淡红，脉沉细。

临证思辨：此乃肾气虚弱，影响膀胱失其约束，而成遗尿之证。《灵枢·本输》说："肾合膀胱。"又说："虚则遗溺，遗溺则补之……"《诸病源候论》"小便病诸候，尿床候"说："夫人有于眠睡不觉尿出者，是其禀质阴气偏盛，阳气偏虚者，则膀胱肾气俱冷，不能温制于水，则小便多，或不禁而遗尿。"今本证由于素禀阴气偏盛，阳气偏虚，故夜间阴盛之时，睡中而阳不敌阴，则影响膀胱，失其约束而遗尿；因肾气虚弱，故从幼小即遗尿，并现舌苔薄白、质淡红，小便清白，脉沉细等症。遂立补肾益气，佐以固涩法，选方以"缩泉丸"加味治之。方中益智仁、补命门火之不足，乌药散膀胱之虚寒，山药固涩精气；另加五味子、桑螵蛸，助山药以固肾，甘草协和诸药。

处方：缩泉丸（方见《本草备要》"益智仁"注释）加味。

益智仁 9g	台乌 9g	山药 18g	五味子 6g
桑螵蛸 12g	甘草 3g		

水煎服，2剂。

7月7日复诊：服前方后，有一夜未遗尿，舌脉同前。原方再加枸杞子、菟丝子温肾益精，龙骨涩以固脱。

处方：

益智仁 9g　　　　台乌 9g　　　　山药 18g　　　　五味子 6g

桑螵蛸 12g　　　　甘草 3g　　　　枸杞 9g　　　　菟丝子 9g

龙骨^{另包，先煎}12g

水煎服，3 剂。

7 月 12 日三诊：服前方后，已几夜未遗尿，饮食稍减，舌苔与脉象同前。原方去补而柔润之枸杞，加入健脾开胃之麦芽、补脾和中之白术。

处方：

益智仁 9g　　　　台乌 9g　　　山药 18g　　　五味子 6g

桑螵蛸 12g　　　　甘草 3g　　　菟丝子 9g　　　麦芽 9g

龙骨^{另包，先煎}12g　　　白术 9g

水煎服，3 剂。

一月后，随访病人，得知患儿服前方中药后，饮食增加，遗尿证痊愈，已未复发。

五十四、遗尿（脾肺气虚）案

王某，男，11 岁，学生，1975 年。9 月 23 日初诊。

家长代诉：每夜睡中遗尿已 5 年。5 年以来，每夜必遗尿 2 ～ 3 次，曾服中药以及民间验方等，均无显效，因此来求余诊。

现症：面色㿠白，神疲气短，食欲不振，大便正常，小便清白，遗尿次数同前，舌苔薄白、质淡红，脉虚。

临证思辨：此乃肺脾气虚，因脾虚不能散精归肺，肺虚则治节失权，而肾又上连于肺，故影响肾水不摄，膀胱之开阖失常，而成遗尿之证。《灵枢·经脉》第十说："手太阴之别，名为列缺……虚则欠㰦，小便遗数。"又《灵枢·口问》说："中气不足，溲便为之变。"张仲景《金匮要略方论·肺痿肺痈咳嗽上气病脉证并治》说："肺痿吐涎沫而不咳者，其人不渴，必遗尿，小便数。所以然者，以上虚不能制下故也。"今本案之遗尿证，虽非由于肺痿所致，然基于上述诸症以分析之，知为肺脾气虚而成，其上虚不能制下之理，则无以异也。因病者由于脾虚，故面色㿠白，神疲气短，食欲不振，小便清白，舌苔薄白、质淡红；又由于脾虚不能散精归肺，肺虚则治节无权，脾肺俱虚，所谓"上虚不能制下"，故遗尿而现虚脉。遂立补益脾肺之法，用李东垣"补中益气汤"。方中用黄芪、党参以补肺，因肺者气之本也；用白术、甘草以补脾，因脾者肺之本也；补阳必兼和阴，否则恐阳反亢盛，故用当归以养血；补中必兼利气，否则恐胃纳呆滞，故用陈皮以调中；用升麻、柴胡以升清气，清气升，则浊阴自降；用生姜、大枣以和营卫，营卫和，则诸虚自复；另加白果仁者，助党参、黄芪之补益肺气，且能缩小便也。扁鹊《难经·十四难》说："然损其肺者，益其气……损其脾者，调其饮食，适其寒温。"今本案之治法，盖祖于此。

处方：补中益气汤（《东垣十书·内外伤辨》方）加味。

党参 12g	黄芪 24g	当归 6g	白术 9g
陈皮 9g	升麻 6g	柴胡 6g	大枣 10g
生姜 3g	甘草 3g	白果仁 12g	

水煎服，2 剂。

9 月 26 日复诊：病人服前方后，昨夜已未遗尿，饮食增加，精神好转，舌脉同前。原方再进 3 剂。

10 月 2 日三诊：近几夜已未遗尿，食欲已复正常，前方再进 2 剂，以巩固疗效。

一月以后，随访病人，得知患儿之遗尿证，已未复发，身体康健如常。余用本方加味，治愈与本案同一类型之遗尿证者数例，兹不再举。

巴蜀名医遗珍系列丛书

五十五、梦游（肾虚夹痰，痰蒙清窍）案

秘某，男，45岁，工人。门诊249372号，1967年3月19日初诊。

家属代诉：病人每夜梦游已一月矣。近一月以来，病人每夜梦醒后，神识模糊，不自觉而起床，向外游行，虽履污秽、艰险之地，亦不知避，约3分钟许，即惊然悟，归而就卧矣。因此家中，每夜必需一人守护病人，以防意外之事。曾于各地求中西医治疗，中药如龙胆泻肝汤之类，服后罔效，故来此就诊。

现症：除上述症状以外，病人自诉近一月来，每遇耳鸣时，头即昏晕，如坐车船然；平时干呕，并吐黄色黏痰。余察其面色正常。舌苔黄、质红，脉弦。

临证思辨： 此乃肾虚挟痰，痰蒙心窍，而成梦游之证也。《素问·阴阳应象大论》说："肾生骨髓……在窍为耳。"《灵枢·海论》说："髓海不足，则脑转耳鸣，胫酸眩冒。"《素问·宣明五气》说："心藏神。"朱震亨《丹溪心法》"痰十三"说："凡痰之为患，为喘为咳、为呕为利、为眩为晕……"又说："痰之为物，随气升降，无处不到。"本案之病，因肾精亏损，髓海不足，故每遇耳鸣时，头即昏晕；因膈间有热痰，故干呕，吐黄色黏痰，舌苔黄、质红，而脉弦；因病人入梦时，神出于舍，舍空则痰入，而蒙于心窍，故梦醒以后，则神不得归舍，乃有神识昏乱，出外游行等症；约3分钟许，因气自下行，痰亦随之而降，则神能入舍，是以病者神清，又归而就卧，与常人无异矣。盖此病大多因惊而得，何以知之？尤在泾《静香楼医案》"神志门"说："骤尔触惊，神出于舍，舍空痰入，神不得归，是以有恍惚昏乱等证，治当逐痰以安神藏。"今本案虽未详述病因，但因症状相类似，故仍本此法以

治之。不过彼案，纯为痰病，故用"温胆汤"加减，以清热祛痰；此乃肾虚夹痰，故其治法，与彼略异。遂立行气泻热，祛痰开窍，佐以镇纳法，用"白金丸"合"磁砂丸"加味治疗。取郁金以行气泻热，白矾能化痰坠浊，朱砂入心，能降无根之火而安神明；磁石入肾，能引肺金之气以生精，坠炎上之火以定志；佐以神曲，调中开胃，免使金石之品以妨碍消化，且又能上交心神，下达肾志，以生意智；另加入石菖蒲，开窍祛痰，以助白矾之不足。

处方：白金丸（《医方集解》方）合磁砂丸（《千金要方》方）加味。

郁金 10g   白矾^{另包火煅}6g   磁石 15g   朱砂^{另包为细末}3g

神曲 12g   石菖蒲 3g

2 剂。

上六味，除朱砂外，其他五味，共为细末，以蜂蜜为丸，朱砂为衣，每粒 3g 重。每次服 2 粒，温开水，或米饮下，每次早晚空腹各服 1 次。按"白金丸"原方，乃"薄荷糊为丸"，因薄荷升浮，于本案用镇纳之法治疗不利，故未采其法。

4 月 2 日复诊：家属代诉：病人服前方丸剂后，亦有几夜未起床外游，昨天丸药已尽，昨夜之病况，依然如旧；痰已减少，头晕耳鸣减轻；舌苔、脉象同前。原方再服 2 剂。

4 月 11 日三诊：病人近几夜已未起床外游，头晕耳鸣更减轻，舌苔、脉象同前。原方再进 2 剂。

4 月 25 日四诊：病人已不吐痰，微干呕，头晕与耳鸣甚微，口微渴，舌苔薄黄、质微红，脉缓。服前方后，痰之标证已除，宜改用健脾养心、益肾强阴以治本。即以南沙参、茯苓、谷芽以健脾，枣仁养心安神，山药益肾强阴，甘草入和剂则补益，明天麻疏痰气而祛风。

处方：健脾养心，益肾强阴法（自拟方）。

南沙参 30g　　　云苓 12g　　　　　谷芽 24g　　　山药 30g

酸枣仁 10g　　　甘草 6g　　　　　明天麻 10g

水煎服，2 剂。

两月以后，随访病人。据其家属说，病人自服药后，迄今已未见夜间起床外游，各症亦随之而愈。

五十六、心悸（心阳不振，心血亏虚）案

关某，男，46岁，汽车司机。门诊210580号，1966年3月28日初诊。

主诉：患心累心跳已两月余。近两月以来，常患心悸，尤以工作过度劳累之后，则心悸加剧，不能安枕而卧。曾在成都市某医院门诊部请西医检查，听诊：心律在1分钟内，可闻期外收缩10余次，代偿间歇不全。心电图：除期外收缩以外，余正常。西医诊断：室上性期外收缩（房室节性）。服西药数日后，病情稳定，无其他变化，特来就诊。

现症：病人自觉心悸，左胸痛，口和，眠食尚可，二便正常，察其舌苔薄白、质红，脉结，脉来二至或三至一停。

临证思辨：此乃心阳不振，心血亏虚，而成心悸之证也。《素问·平人气象论》说："胃之大络，名曰虚里。出于左乳下，其动应衣，脉宗气也。"《伤寒论·辨太阳病脉证并治下》178条说："脉按之来缓，时一止复来者，名曰结。"周禹载《伤寒论三注》说："第以病入，正气大亏，无阳以宣其气，更无阴以养其心，此脉结代、心动悸所由来也。"本证因心阳虚，无以宣通其气，气滞则血阻，故左胸部痛；血虚无以养其心，故现心动悸；气虚，故舌苔薄白；阴虚，故舌质红；脉虽乘气而动，因血气虚，则不能接续，故现脉结。遂立通阳复脉、益气滋阴法，用"炙甘草汤"。本方以炙甘草为主，先健脾胃之中气；以党参代人参，大补元气而生津；生地、阿胶、麦冬、麻仁，滋阴补血；生姜、大枣，调和营卫；再用桂枝以通心阳，清酒以行药势，则气血充而脉道利，而心悸脉结等症，自然愈矣。

处方：炙甘草汤（《伤寒论》方）。

| 炙甘草 12g | 党参 15g | 生地 20g | 阿胶^{烊化}15g |

炙甘草 12g　　党参 15g　　生地 20g　　阿胶^{烊化}15g

麦冬 15g　　麻仁 30g　　生姜 6g　　桂枝 10g

大枣 10g

以上九味，用清酒 30g，净水 300ml，先煮八味，取 150ml，去滓。将阿胶置入药水内，加火使阿胶溶化后，分作 3 次温服。并嘱病人不服任何西药。

4月8日复诊：据病人诉：服前方 2 剂后，自觉胸痛与心悸减轻，因此自愿将原方重服 4 剂。今左胸痛与心悸，已显著好转，另增口干苦，失眠，舌苔、脉象同前。原方去生姜、桂枝之温药，另加入龙骨重镇以安神、郁金疏气而活血。

处方：

炙甘草 12g　　党参 15g　　生地 20g　　阿胶^{烊化}15g

麦冬 15g　　麻仁 30g　　龙骨^{先煎}20g　　郁金 10g

水煎服，2 剂。

4月11日三诊：服前方后，心悸更减轻，胸痛微，脉结，约七十至一停，舌苔薄黄，质微红。原方去郁金之行气，加入丹参以补心活血。

处方：

炙甘草 12g　　党参 15g　　生地 20g　　阿胶^{烊化}15g

麦冬 15g　　麻仁 30g　　龙骨^{先煎}20g　　丹参 15g

水煎服。

4月20日四诊：前方共服 13 剂，心悸与胸痛已愈，舌脉正常。西医复查，听诊：无杂音，并于 1 分钟内均未见心律不齐。原方再进 2 剂，以巩固疗效。

半年以后，随访病人 2 次，前症俱未见复发。

五十七、心悸、水肿（脾虚湿泛，水气凌心）案

杨某，女，58岁，家庭一般工作。门诊12877号，1958年5月29日初诊。

主诉： 患心累心跳与足肿已4月余。近4月以来，时现心慌、心累、心跳，并伴有两足浮肿、胸前疼痛等症。今来门诊部就诊时，西医吴康衡老师检查：病人系慢性病容。心：四瓣膜区，均有收缩期吹风样杂音，尤以三尖瓣及二尖瓣部为著；叩诊右界在第五肋间胸首右缘外2cm，左界无扩大。肺：无啰音。腹：明显发胀，脐外突，肝脾不满意；叩诊：无腹浊音，液波不著，两下肢凹陷性水肿。小便常规：正常。血压108/70mmHg。西医诊断：三尖瓣及二尖瓣膜疾患，以闭锁不全为主，右心衰竭。

现症： 除心悸与两足浮肿以外，有饭后胃胀，胸痛彻背，热敷胸背痛即减轻，腹鸣，腹胀硬，按之痛，矢气则舒适，口和，小便少，解时有热感，大便结，舌苔白、质淡红，脉弦滑。

临证思辨： 此乃脾虚湿泛，水气凌心，而成心悸与水肿之证也。《素问·至真要大论》说："诸湿肿满，皆属于脾。"《素问·阴阳应象大论》说："浊气在上，则生膜胀。"《素问·脏气法时论》说："脾病者……虚则腹满肠鸣。"又说："心病者，胸中痛，胁支满。"朱震亨《丹溪心法》"惊悸怔忡六十一"说："心虚而停水，则胸中漉漉，虚气流动，水既上乘，心火恶之，心不自安，使人有快快之状，是则为悸……悸者与之逐水消饮之剂。"本证因脾虚不运，水湿泛滥，故现腹胀足肿；水气上凌于心，则心阳不振，故现心悸；湿浊上蔽胸阳，则阳气不布，故现胸痛彻背，喜用热敷；湿邪壅阻中焦，运化无权，气

不和畅，故现腹鸣，腹胀硬按之痛，矢气则舒适；脾不能为胃行其津液，故大便结；膀胱之气化失常，故小便短少；舌苔白、质淡红者，及脾虚湿泛之象；脉弦滑者，弦主诸痛，又主有饮邪，滑为邪盛，二者皆阳中之阴脉也。遂立健脾利湿、通阳散结法，用"五苓散"合"瓜蒌薤白半夏汤"加味治之。方中之白术、茯苓健脾利湿，猪苓、泽泻利水于下；桂枝通阳化气，薤白温中散结，瓜蒌荡胸中之垢腻，法夏祛脾胃之湿痰；另加谷芽健脾和中。《素问·至真要大论》说："湿淫于内，治以苦热，佐以酸淡，以苦燥之，以淡泄之。"今治疗本证之法，盖遵此意也。

处方：五苓散（《伤寒论》方）合瓜蒌薤白半夏汤（《金匮要略方论》方）加味。

白术 10g	茯苓 10g	猪苓 10g	泽泻 10g
桂枝 3g	薤白 10g	全瓜蒌 6g	法夏 6g
谷芽 10g			

水煎服，2剂。并嘱病人不服任何西药。

6月2日复诊：病人服前方后，胃及腹胀减轻，饮食增加，心悸好转，小便增多，余症同前。原方再服4剂。

6月9日三诊：胸痛与足肿减轻，口渴饮热，小便更多，舌苔白，脉弦缓。原方去猪苓、法夏，免伤津液也。

处方：

白术 10g	茯苓 10g	泽泻 10g	桂枝 3g
薤白 10g	全瓜蒌 6g	谷芽 10g	

水煎服3剂。

一月以后，随访病人。据诉服前方后，诸症痊愈，身体康复如常。

五十八、心悸（心之气血不足，心阳不振，水气凌心）案

董某，女，29岁，已婚，教师。1958年9月14日，因患心悸，收入我院内科住院部治疗，住院号次500号。

主诉：患心累心跳已20年。现在史：1938年，开始心累心跳，曾多次在成都市其他医院经西医诊断为风湿性心脏病，服中西药后，即逐渐缓解。近两月来，心悸症状较前加剧，在外服中西药，均无显效。过去史：未患过其他重病，23岁结婚，未生育过，月经少，能按月来潮。西医查体：肺呼吸音无异常，胸部无畸形，呼吸动变，双侧对称，无空实响。心尖搏动，在第五肋乳突线上，范围约1.5cm，心界稍扩大，心尖区有明显舒张期猫喘，心前区有粗糙之吹风样收缩期杂音，及轰雷式舒张期杂音。血常规：363万，白血球6601，大便常规：有蛔虫卵少许。小便常规：色黄，比重：1.016，脓细胞少许。血压：110/90mmHg。体温：36℃，脉搏78次，呼吸28次。西医诊断：风湿性心脏病，二尖瓣闭锁不全，合并狭窄，二度心力衰竭。

中医四诊，望：面色苍白，少神，面微肿，舌苔白而有津、质淡红。闻：语音重浊。问：头昏目眩，动则心慌，胃纳减少，口渴饮少，多饮则心悸更甚，小便少，大便正常，月经量少。切：脉缓弱、左寸更弱。

临证思辨：此属心气与心血不足，心阳不振，水气凌心而成心悸之证也。《金匮要略方论·痰饮咳嗽病脉证并治》说："水在肾，心下悸。"又说："凡食少饮多，水停心下，甚者则悸。"《诸病源候论》"虚劳病诸候上，虚劳惊悸候"说："心藏神而主血脉，虚劳损伤血脉，致令心气不足，因为邪气所乘，则使惊而悸动不定。"本证因心气心血不足，故

面色苍白，心累心跳，头昏目眩，动则心慌；因心阳不振，肾水盛而上凌心火，故口渴饮少，饮多则心悸加剧；水溢于上，故面部微肿；水停于中，故胃纳减退；水停于下，故小便减少；因气血虚，故舌苔白、质淡红，脉缓弱、左寸更弱，月经量少。遂立振奋心阳、培土制水法，选用"茯苓桂枝甘草大枣汤"加味治疗。方中用茯苓补心脾而利水；桂枝振奋心阳，又可以通阳化气；大枣合甘草，培土制水；另加生姜温胃散水；俟水气去，再补气血。此即《素问·标本病传论》所谓"小大不利治其标"之意也。

处方：茯苓桂枝甘草大枣汤（《伤寒论》方）加味。

| 茯苓 15g | 桂枝 10g | 大枣 15g | 甘草 6g |

生姜 6g

水煎服，2 剂。嘱病人停服一切西药。

9 月 16 日复诊：病人服前方后，心慌、心累、心跳俱减轻，小便增加，舌脉同前。原方再进 2 剂。

9 月 19 日三诊：心累心跳，更较前减轻，食加。原方再服 3 剂。

9 月 23 日四诊：面已不肿，心慌心累心跳更减，小便多，大便干，余症同前。经服前方后，水势已去，改用调补气血之法以治本，用"八珍汤"加味。即用党参、白术、茯苓、甘草以补气，当归、白芍、生地、川芎以养血，另加砂仁和胃健脾，快气调中，则"八珍汤"气血双补，而非板实不灵之方矣。

处方：八珍汤（《时方歌括》方）加味。

| 党参 30g | 白术 12g | 茯苓 12g | 甘草 6g |
| 当归 12g | 白芍 12g | 生地 12g | 川芎 6g |

砂仁^{后下}10g

水煎服，2剂。

9月26日五诊：服前方后，食欲更加，心慌、心累、心跳与头昏、目眩，诸症皆愈，舌正常，脉缓。原方再进2剂，明日携药出院回家服。出院前，经西医复查：心力衰竭已被控制，脉搏70次，呼吸20次。

五十九、肺胀（肺气阴虚，痰饮化热）案

黎某，女，58 岁，家庭一般工作。1958 年 5 月 3 日来门诊，因患咳嗽，气喘，双下肢浮肿，收入我院住院部治疗，住院号次 340 号。

主诉：咳嗽气喘已 5 年，双下肢浮肿已 3 月余。现在史：5 年以来，经常患咳嗽多痰，冬季则加剧，病情逐年加重。今年 2 月，咳嗽，气喘，双下肢浮肿，小便短少。一个月以前，又现面目肿，唇紫，喜半坐位；近几天，自觉心窝右侧有包块。过去史：无咳血史，无便血史，未患过疟疾、伤寒等病。21 岁结婚，50 岁绝经，生五胎。西医查体：神清，气喘，半坐位，消瘦，尚能平卧，肤常黄，眼、脸浮肿，结膜无水肿，无鼻翼扇动，两唇明显发绀，咽略红，扁桃不大，颈软，颈静脉略现搏动，甲状腺不大，胸部无畸形，呼吸均匀对称，两肺布有中等度湿啰音及少量干鸣，叩诊音清。心：心跳快，心音钝，无杂音，左右心界无扩大。腹：软，舟状，肝于肋下约四横指多，绕界部分清楚，中等硬度，剑突下有如肿物感，脾未触及；两下肢呈凹陷性浮肿，膝关条屈伸不利。胸透：肺纹理显著增多，右下肋稍变钝，肺野基本清晰，右心稍饱满。意见：①老年性支气管炎，②肺源性心脏病。血常规：红血球 684 万，血色素 90%，白血球 1230，脉搏 110 次 / 分，呼吸 30 次 / 分，体温 36.8ºC，血压 110/72mmHg。西医诊断：慢性支气管炎，肺心病，心力衰竭。

中医四诊，望：面色晦暗少神，唇、指与舌质均呈紫暗色，舌苔白，舌之后半部有厚腻苔，双下肢浮肿；气喘，呼吸困难。闻：语声低微。问：咳嗽吐黏痰不利，心累心跳，气紧，胃胀不思食，口渴不思饮，小便少而热，色黄，大便结燥。切：脉细数无力。

临证思辨：此乃肺气阴虚，痰饮化热所致之"肺胀"与水肿也。《灵枢·胀论》说："肺胀者，虚满而喘咳。"《金匮要略方论·肺痿肺痈咳嗽上气病脉证治》说："咳而上气，此为肺胀，其人喘，目如脱状……"李中梓《医宗必读》于"痰饮"一文说："夫饮入于胃，游溢精气，上输于脾，脾气散精，上归于肺，通调水道，下输膀胱，水精四布，五经并行，何痰之有？"《医宗必读》于"喘"证一文说："《内经》论喘，其因众多，究不越于火逆上而气不下也……巢氏严氏止言实热，独王海藏云：肺气果盛，则清肃下行，岂复为喘？皆以火烁真气，气衰而喘，所谓盛者，非肺气也，肺中之火也。斯言高出前古。"又说："肺胀而喘，利水散邪。"叶香岩《三时伏气外感篇》说："方书以先喘后胀治在肺，先胀后喘治在脾，亦定论也。"

本案之证，由于咳嗽、气喘长期未愈，痰饮郁久化热，故气喘，咳吐黏痰不利；脾之健运失常，不能散精归肺，水谷之精微聚而为痰，故胃胀不思食；肺之肃降失权，不能通调水道，下输膀胱，故水溢高原，淫于肢体皮肤，而为水肿；痰为秽浊之物，有诸内，必形诸外，故面色晦暗，舌苔白，舌之后半部有厚腻苔；痰热郁久，损伤肺之气阴，故面容少神，呼吸困难，语声低微；痰阻则气不顺行，气不行，则血液瘀阻，加以肺之气阴亏虚，血液更不流行，故唇指与舌质均呈紫暗之色；胸中有痰，故口渴不思饮；痰火上扰于心，故心累心跳；肺阴虚，故小便少而热，大便结燥；脉细数无力者，数为阳盛阴亏，细主气衰，今气阴俱虚，故其脉象如此。遂立益气养阴、祛痰清热、行血利湿法，用"麦门冬汤"合"苇茎汤"加减治之。

"麦门冬汤"中之人参，以党参代之，既可以大补肺中之元气，又可以合甘草、粳米补益胃土，以资肺金之助；麦冬清肺，使肃降之令复原；法夏祛痰，能下冲脉之逆气，二味相伍，则麦冬滋而不腻，法夏燥不伤阴，用于肺燥夹痰，有相得益彰之妙。不用大枣者，因病人有胃中胀满，故中满者忌之。又用"苇茎汤"中之苇茎以清热，瓜蒌以涤痰，苡仁利肺中之湿邪，桃仁泻血分之结热，另加谷芽以健脾开胃。倘医者徒补气阴，则水湿无从而去；徒利水湿，则气阴更加亏损。以上两方合用，具有扶正祛痰、下热散结，兼行水通瘀之力，标本兼治，方能奏效。

处方：麦门冬汤（《金匮要略方论》方）合"苇茎汤"（《千金要方》方）加减。

麦冬 15g	京半夏 10g	党参 20g	甘草 3g
粳米 30g	苇茎 20g	苡仁 15g	瓜蒌 30g
桃仁 10g	谷芽 15g		

水煎服，2 剂。不用任何西药。

5 月 6 日复诊：服前方后，各症如前。原方再进 2 剂。

5 月 9 日三诊：病人自诉，咳嗽、气喘与心跳心累，均有所减轻，精神好转，食欲增加，小便增多，口干苦，余症同前。原方加入黄芩以清热、花粉以生津。

处方：

麦冬 15g	京半夏 10g	党参 20g	甘草 3g
粳米 30g	苇茎 20g	苡仁 15g	瓜蒌 30g
桃仁 10g	谷芽 15g	黄芩 3g	花粉 10g

水煎服，3 剂。

5 月 13 日四诊：服前方后，症情稳定。原方再服 3 剂。

5 月 17 日五诊：咳、喘、心累、心跳更较前减轻，口渴、口苦与唇、指紫暗亦好转，小便多、色黄，大便微结，足肿明显减轻，舌苔白，脉细数已有力。仍守原方再服。

前方共服 12 剂，因诸症基本好转，病人要求出院服药调养。出院时，食欲与精神较好，咳喘与心累心跳更好转，舌质、唇指已不紫暗，足肿甚微，口干苦，脉细近数。经西医复查：心力衰竭已基本被控制。仍守原方，共进 6 剂，嘱病人携出院服。两月以后，随访病人 2 次。据诉，服前方 6 剂后，足肿、胃胀已愈，精神较好，但有时仍感咳嗽与心累而已。

六十、肺胀（脾胃气虚，痰饮化燥）案

向某，男58岁，干部。门诊60049号，1961年8月3日初诊。

主诉：咳嗽、气喘已4年，心累心跳与面足浮肿已4月余。近4年以来，经常咳嗽，气喘，在外服中西药即缓解，但仍经常反复发作；近几月咳喘较前加剧，并现心累心跳，面足浮肿，在外服中西药后，病情无其他变化，故来就诊。西医检查：二尖瓣心音整齐，心律规则，肺动脉瓣第一音减弱，可闻轻度收缩期杂音，肺部可闻喘息音，西医诊断：肺原性心脏病。

现症：面色晦暗有神，面目及四肢浮肿，经常恶风，出冷汗，每见风则咳，咳吐黏痰不利，心累心跳，气喘，胸痛，口渴不思饮，纳差，舌苔白、质正常，小便少、色微黄，大便正常，脉弦数。

临证思辨：此乃脾胃气虚，痰饮化燥，停留于肺，肺之宣降功能失常，致成肺胀与水肿也。《灵枢·营卫生会》说："人受气于谷。谷入于胃，以传与肺。五脏六腑，皆以受气。其清者为营，浊者为卫；营在脉中，卫在脉外。"叶天士《医案存真》治"格胀"一案说："夫脾主营，胃主卫。"汪讱庵《医方集解》"除痰之剂"于"二陈汤"注释说："脾虚不能健运，则生痰饮，稠者为痰，稀者为饮，水湿其本也，得火则结为痰，随气升降，在肺则咳……其变不可胜穷也。"

今本证由于脾胃气虚，平时饮食所化之精津，凝结而不散布，则为痰饮，痰饮填塞肺中，故咳嗽，气喘，胸痛；痰饮郁久化热化燥，故咳吐黏痰不利；脾不能运化水湿，又不能散精归肺，加以肺中燥痰充斥，则肺之宣降功能失常，不能通调水道，下输膀胱，故小便少，而水湿泛滥，以致面目与两足皆浮肿；痰饮为阴邪，痰饮化热化燥，故口渴不思饮；脾主化，胃主纳，脾胃气虚，二者之功能减弱，故纳食减少；五脏六腑，无以受其气，则行于脉中之营阴少，心无营血以养，故心累心跳；行于脉外之卫气少，不能固表，故经常恶风，出冷汗，每见风则咳；内有痰饮，故舌苔白；痰饮郁久，化热化燥，故脉弦数。医者如见本证经常恶风，出冷汗，而作外感治，或用桂枝汤以调和营卫，则桂枝、生姜，更增肺中之热；如作风水治，或用越婢汤以清热散邪，则麻黄、石膏更伤其卫气。防己黄芪汤，虽能固表除湿，然黄芪、白术之温，皆于肺热有妨；防己之苦寒，又于中虚不利。

因此，乃立甘淡实脾，甘寒清肺，佐以淡渗利湿法，用"四君子汤"合"苇茎汤"加减。即以"四君子汤"中之人参，换以南沙参，白术换以山药，山药与茯苓、甘草相配，即甘淡以实脾也；再用"苇茎汤"中之苇茎，即甘寒以清肺也，瓜蒌既能利痰，又能助山药、茯苓之补土；苡仁既能益脾，与茯苓相伍，则淡渗利湿之力较强；将桃仁换作杏仁者，盖杏仁润肺降气，能使肺清肃之令复原；再加入丝瓜络者，因丝瓜络清热化痰，能疏通经络而行血脉。此与前案俱标本兼治之法，惟其两案之病机有所不同，故立法、处方，则有所异也。

处方：四君子汤合苇茎汤加减。

南沙参 15g	山药 12g	茯苓 12g	甘草 3g
苇茎 15g	瓜蒌 18g	苡仁 12g	杏仁 10g
丝瓜络 12g			

水煎服，2 剂。

8 月 8 日复诊：病人服前方后，咳喘减轻，足肿亦减轻，小便增多，余症同前。原方再进 2 剂。

8 月 11 日三诊：咳嗽与气喘更减轻，足已不肿，饮食增加，心悸与胸痛减轻，舌苔薄白，质正常，脉略数。原方 2 剂。

8 月 21 日四诊：咳嗽与心累心跳甚轻，已不气喘与胸痛，二便正常，脉缓。原方去丝瓜络，再服 2 剂。

嗣后随访病人 2 次，诸症全愈，未见复发。

余每遇肺胀之病，见有肺热夹痰，又有水湿泛溢，小便短少而现面目浮肿者，用"苇茎汤"随证加减治疗，有效之病案，已达 10 余例，此种同一类型之病，已不再举。

六十一、肺胀（脾肾气虚，水聚成痰）案

徐某，女，60岁，家庭一般工作。门诊5506号，1958年9月12日初诊。

主诉：咳嗽气喘已10年余，腹胀足肿已两周。10年以来，经常咳嗽，气喘，每值感冒则病情加重，无论服中药或西药后，即逐渐好转，然竟不能获彻底治愈。1957年8月5日，在本院透视肺部，诊断为支气管炎、肺气肿。两周前，忽两足浮肿，逐渐延及小腹肿胀，面、目、两手亦现微肿，小便短少，在外服中药，五皮饮加苍术、白术、槟榔、丑牛、葶苈子之类，以健脾行气利水，服数剂后，效仍不显，故特来就诊。西医检查：面：眼胞肿。心：心颤，规则、无杂音，二尖瓣心音亢进。肺：两肺呼吸音低，散在中等湿鸣。腹：腹胀，似有皮下积水；下身浮肿，两下肢全呈明显凹陷性浮肿。小便未查。西医诊断：①慢性支气管炎，②肺原性心脏病。

现症：面色微黑，少神，面目与两手微肿，下肢浮肿较甚，小腹胀，语音重浊，咳吐绿色稠痰，自觉气向上壅难受。头晕耳鸣，心悸，喉干、纳少、多食则胀，口苦、口渴饮温量少，大便干，小便少，舌苔白滑、质淡红，脉缓弱、两尺更弱。

临证思辨：此乃脾肾气虚，水不化气，津不散布而成痰，痰壅于肺，以致成咳而上气肺胀之证；肺脾肾三脏俱虚，久之，则肾不能化膀胱之气，脾不能利水，肺不能通调水道，以致成为水肿。《素问·水热穴论》说："肾者，至阴也；至阴者，盛水也。肺者，太阴也；少阴者，冬脉也。故其本在肾，其末在肺，皆积水也。"又说："肾者，胃之关也。关门不利，故聚水而从其类也。"《素问·至真要大论》说："诸湿肿满，

皆属于脾。"李中梓《医宗必读》说："可见诸经虽皆有肿胀，无不由于脾、肺、肾者。盖脾土主运行，肺金主气化，肾水主五液。凡五气所化之液，悉属于肾；五液所行之气，悉属于肺；转输二脏，以制水生金者，悉属于脾，故肿胀不外此三经也。"

本证由于平素脾肾气虚，肾气虚，则无以温养脾土；脾土虚，则无以散精归肺，是以津液凝聚而为痰。脾为生痰之源，肺为贮痰之器，痰贮于肺，故咳嗽吐稠痰；肺不肃降，故气向上逆；肾虚，故面色黑，头晕耳鸣；脾虚，故纳少，多食则胀；脾肾气虚，故精神萎靡；肺脾肾三脏俱虚，久则肾之开阖失常，脾不能制水，肺不能通调水道，故小便短少，而水湿泛溢，面目及四肢皆肿，小腹亦胀；水气凌心，故心悸；水湿内停，津不上达，故喉干，口渴饮少；肾之阴精不足，水不涵木，则相火内炽，故口苦，吐绿色稠痰。至于舌苔白滑，乃水湿内停之象；舌质淡红，为脾肾气虚之征。脉缓主有胃气，亦主湿邪；脉弱主真气衰弱；右尺更弱者，乃命门气亏，真火衰微之象也；左尺更弱者，肾精亏损之征也。

遂立温肾扶阳，化气行水法。用"肾气丸"加减，亦即"济生肾气丸"去熟地、山茱萸、肉桂，本王冰所谓"益火之源以消阴翳"也。方中用制附片以补命门之火，山药益肾强阴，兼补脾肺；丹皮泻伏火，并可监制附片之辛热；茯苓、泽泻利湿行水；不用肉桂者，因恐助相火之内炽；不用熟地、山茱萸者，因恐滋腻而碍湿；另加入车前子、牛膝者，因车前子利尿不伤阴；牛膝强肾，并引诸药下行也。"肾气丸"，本阳于阴之义，在育肾阴之"六味地黄丸"基础上加味组成，与本证之病机基本相符，故用此方随证加减。

处方：肾气丸（《金匮要略方论》方）加减改为汤剂。

山药 15g　　　　丹皮 10g　　　　茯苓 10g　　　　泽泻 10g

前仁 10g　　　　牛膝 10g　　　　制附片^{另包、先煎半小时} 10g

水煎服，1 剂。

9 月 14 日复诊：病人服前方后，面及四肢肿已减轻，饮食增加，小便增多，余症同前。原方再服 2 剂。

9 月 17 日三诊：面与两足微肿，咳喘、心悸均减轻，喉已不干，口已不渴、不苦，仍头晕耳鸣，舌苔白滑、质淡，脉缓弱。原方再加入枸杞以滋肾益气、砂仁以行气调中、苡仁健脾渗湿、桑枝通经活络。

处方：

山药 15g　　　　丹皮 10g　　　　茯苓 10g　　　　　　　泽泻 10g

前仁 10g　　　　牛膝 10g　　　　制附片^{另包、先煎半小时} 10g　　　枸杞 15g

砂仁^{后下} 6g　　　苡仁 15g　　　桑枝 20g

水煎服，2 剂。

9 月 21 日四诊：面已不肿，腹已不胀，足微肿，头晕耳鸣与咳喘减轻，食欲更增，舌苔白、质淡，脉缓已较前有力，原方再服 4 剂。

10 月 17 日去随访病人。据说，服前方中药后，除尚有少许咳嗽以外，其他诸症皆愈。嗣后又随访两次，身体皆较好，能作家庭一般工作。

余用"肾气丸"加减，治疗类似本案同型之肺胀而兼水肿者，有效病案尚有数例，兹不再举。

六十二、痹证（冲任血虚，风寒湿侵，气血瘀阻）案

王某，女，42岁，农民。1987年9月2日初诊。

主诉：患全身关条疼痛已4年余。4年前，因一日正值月经来时，即下田除草，3天后，月经即止。自此以后，逐渐现全身关节游走作痛，曾在本地医院就诊，医生给服祛风除湿清热之中药10剂无效，故来就诊。

现症：全身关节游走作痛，甚至痛如针刺；自觉有气从脐下上冲于胸，口微渴，舌苔黄而少津液、质紫色，脉细近数，二便正常；月经量少、色淡红，能按期来潮。

临证思辨：此乃冲任血虚，风寒湿由肌肤侵入经络，气血瘀阻，而成行痹之证也。《素问·上古真天论》说："女子七岁，肾气盛，齿更发长，二七而天癸至，任脉通，太冲脉盛，月事以时下，故有子。"《素问·痹论》说："风寒湿三气杂至合而为痹也。其风气胜者为行痹。"李中梓《医宗必读》在"痹"证一文里说："筋痹即风痹也，游行不定，上下左右，随其虚邪，与血气相搏，聚于关节……古称走注，今名流火。"

本案病人，因月经来时，仍坚持下田劳动，从此即现全身关节游走作痛，可见本证原由风寒湿乘冲任两脉血气之虚，由肌肤侵入经络而成。"风者，善行而数变"，本证因风气偏盛，故一身关节游走作痛；因风寒湿侵入经络，气血瘀阻，故全身关节疼痛，甚至痛如针刺；"冲为血海"，因血海空虚，冲气上逆，故病人自觉有气从脐下上冲于胸；血属阴，阴血虚，则内热起，故口微渴，舌苔黄，舌质紫而少津液；气虚，故脉细；阴血虚，故脉数；气血俱虚，故月经量少而色淡红。遂拟补气养血、除湿通络法，用"温经汤"治之。方中取党参补气；川芎、

当归、白芍养血；阿胶、麦冬益阴；丹皮和血、凉血，兼能逐瘀而通经脉；吴萸、法夏燥湿，并降冲脉之逆气；用桂枝以温经通脉，生姜以开胃调中，甘草协和诸药。先贤治行痹之法，多以散风为主，本方乃以补血养阴为主者，盖治风先治血，血行风自灭，有是证，则用是法也。

处方：温经汤（《金匮要略方论》方）。

党参 20g	川芎 6g	当归 10g	白芍 10g
阿胶^{烊化}15g	麦冬 15g	淡吴萸 10g	法夏 10g
丹皮 10g	桂枝 6g	生姜 6g	甘草 6g

水煎服，2 剂。

9 月 6 日复诊：病人服前方后，全身关节游走作痛减轻，自觉气向上冲之象亦好转，余症如前。原方再进 4 剂。

9 月 13 日三诊：全身关节疼痛大减，已无气向上冲之象，口已不渴，舌苔薄黄而有津液，舌质微红，脉缓。仍用原方，再服 2 剂。

嗣后随访病人两次。据说，自服前方以后，全身关节疼痛与诸症皆愈，而月经量已增加、色亦正常，身体较前健旺。

余治痹证有效之病案尚多，然皆一般常用之方，惟用"温经汤"治愈妇女之行痹者，仅有二例，与本案之病因、病机及症状基本相同，兹不再举。

六十三、胁痛、癥积（脾虚肝郁、气滞血瘀兼湿热中阻）案

李某，男，58岁，干部。1987年12月9日初诊。

主诉：患右胁疼痛已二月余。病人于12岁时，曾患急性黄疸型肝炎，服中药已愈。平时经常情绪抑郁，近两月以来，自觉右胁刺痛拒按，服中西药俱无显效。1987年11月20日，在成都市第三人民医院作B型超声波检查：肝：剑突下1cm，右肋下未探及，实质回声不均；肝右叶后上部可见一大小1.7×0.7cm强光斑伴声影，还可见一边界欠规则的、约2.2×2.7cm的回声区，内有少许光点；肝右叶下部，可见约2.7×3.5cm的增强光团，光团内部回声不均，有光斑光点及低回声区，光团周围有声晕，肝右后上包膜稍凸，肝静脉能显示，右肝下缘角变钝。胆：7×2cm，壁稍厚，胆总管不粗。胰：大小形态、实质回声均正常。脾：厚5.1cm，左肋下5cm，实质回声均匀，脾侧脾静脉内径1.2cm。意见：肝右叶多个实性占位，脾大，脾侧静脉扩张。

1987年11月27日，在四川省人民医院放射科扫描，CT检查意见：①肝右叶及腹动脉前方病变，以转移性伴肿瘤可能性大。②脾大（约6个肋单元）。CT号：656#。

1987年12月11日，在四川医学院附属医院门诊部，作胃镜检查，临床诊断：转移性肝癌（原发性待查）。

现症：右胁刺痛拒按，不能动，动则更痛；自觉上腹部经常胀满不消，按之痛，嗳气；口渴饮少，口苦，纳少，形体消瘦，大便稀溏，小便短赤，舌苔黄腻、质红，脉弦大而数。

临证思辨：此乃脾虚肝郁，气滞血瘀，兼湿热中阻，而成之胁痛与癥积也。《灵枢·经脉》说："肝足厥阴之脉，起于大趾丛毛之际……上

贯膈，布胁肋，循喉咙之后。"《难经·五十五难》说："故积者，五脏所生；聚者，六腑所成也。积者，阴气也，其始发有常处，其痛不离其部，上下有所终始，左右有所穷处；聚者，阳气也，其始发无根本，上下无所留止，其痛无常处，谓之聚，故以是别知积聚也。"巢元方《诸病源候论》"积聚候、癥候"说："癥者，由寒温失节，致腑脏之气虚弱，而食饮不消，聚结在内，渐染生长，块段盘牢不移动者，是癥也，言其形状可征验也。"不过癥积之成，不仅由于寒温失节、饮食不消所致，亦有由于情绪抑郁，肝气不疏而成者。

本案之证，即因肝气不疏、气血瘀阻而成积成块，故右胁刺痛拒按；湿热与气血相搏，阻滞中焦，故上腹部胀满不消，按之则痛；脾气虚，故纳少、便溏；脾虚不能为胃行其津液，饮食不为肌肤，故形体消瘦；肝气郁滞，故噫气；湿热中阻，故口渴饮少，口苦，舌苔黄腻、质红，小便短赤；脉弦大数者，弦脉主痛，大为病进，数主有热也。遂立疏肝健脾，行气活血，清热解毒利湿法以治之。方中用刺蒺藜入肝解郁，而散恶血；丹参去瘀生新，山药、谷芽扶脾健胃，香附调气开郁，茯苓健脾利湿，半枝莲清热解毒，散瘀定痛；白花蛇舌草，清热解毒而利尿；甘草协和诸药，且能泻火；再佐以仙鹤草、旱莲草者，盖此二药与刺蒺藜、香附、丹参相配，则散中有补，补中有散，涩中有通，通中有涩，逐瘀而不伤正，固正而不留瘀也。

处方：疏肝健脾，行气活血，清热解毒利湿法（自拟方）。

刺蒺藜 10g	丹参 20g	山药 30g	茯苓 15g
谷芽 15g	香附 6g	半枝莲 30g	白花蛇舌草 30g
甘草 3g	仙鹤草 30g	旱莲草 30g	

水煎服，6 剂。

巴蜀名医遗珍系列丛书

1988 年 1 月 6 日复诊：病人服前方后，右肋刺痛减轻，余症同前。原方再加麦芽宽中理气，配糯米草根以健脾开胃。

处方：

刺蒺藜 10g	丹参 20g	山药 30g	茯苓 15g
谷芽 15g	香附 6g	半枝莲 30g	白花蛇舌草 30g
甘草 3g	仙鹤草 30g	旱莲草 30g	麦芽 15g
糯米草根 30g			

水煎服，10 剂。

1 月 20 日三诊：服前方后，右胁刺痛更减，上腹部胀满减轻，食欲增加，余症同前。原方再服。

3 月 10 日四诊：前方共服 20 剂，右肋已不痛，上腹部胀满更减，微咳，吐泡痰，口苦，口渴饮少，大便仍溏，小便黄，舌苔黄腻、质红，脉弦大。前方加冬瓜仁以补脾化痰。

处方：

刺蒺藜 10g	丹参 20g	山药 30g	茯苓 15g
谷芽 15g	麦芽 15g	香附 6g	半枝莲 30g
白花蛇舌草 30g	甘草 3g	仙鹤草 30g	旱莲草 30g
糯米草根 30g	冬瓜仁 30g		

水煎服，10 剂。

自此以后，病人已未再来求诊。余于今年 5 月 20 日，特写信去探寻病人之病况如何。乃于 6 月 12 日，收到病人之来信。兹将原信摘录于下：彭医生：你好！你的来信已收到，谢谢你的关心！由于我最近很忙，没有时间到你那里复诊，但仍在继续服你的中药。我的饮食和睡眠尚可，体重也未下降，只不过肝区时常发生隐痛，但持续时间不长，总的情况尚可。你的病人，李某，1988年6月10日寄。

附成都痔瘘专科医院1988年2月10日超声波检查报告：肝脏：轮廓不清晰，内部回声不均匀，似有结节感，横扫可在肝右后叶及左叶处，各见1.8～2.4cm大小强回声团，边缘不规则，内部回声不均匀，后壁回声减弱，强光团块，与肝组织界限较清晰。胰腺、脾均未见异常；胆囊餐后显示不清。检查结果：肝癌。

按：病人于1987年12月29日初诊时起，至今年6月10日病人回我之信时止，计半年有余，未服任何西药，服中药后，诸症有所好转，而病情未见恶化，病人犹坚持上班工作，整日忙碌，忘我利他，诚雷锋再见也欤！

六十四、齿痛（胃热上冲）案

陈某，女，58 岁。门诊号 6700，1961 年 3 月 18 日初诊。

主诉：右上侧臼齿齿龈肿痛已一周。一周前因食煎炒食物后开始齿龈肿痛，食时咀嚼困难，口渴，舌白微黄有津，舌质红，右脉洪数有力。

诊断：胃热上冲

治则：清热佐以健胃。

处方：封髓丹（《御药院方》）加减。

砂仁 15g　　　焦柏 9g　　　　知母 9g　　　　甘草 6g

水煎服，2 剂。

自服上方后未来复诊，同年 4 月 12 日因患其他病来应诊，诉服前方 2 剂后齿痛愈。

六十五、齿痛阴虚火旺案

严某，女，61岁。门诊号89991，1961年11月29日初诊。

主诉：左上下侧臼齿疼痛已3天。3天以来，不明原因发生齿痛，齿龈不肿，食时咀嚼困难，口微渴，苔薄白、舌质红，右脉弦大而数、左脉细。

诊断：肾阴虚（阴虚火旺）

治则：补水泻火，佐以健胃。

处方：封髓丹（《御药院方》）加减。

知母9g　　　黄柏9g　　　砂仁3g　　　甘草9g

水煎服，2剂。

日后探询病人，诉服上方后齿痛已愈。

我遇齿痛病人，本叶香岩"外感温热篇"所说"齿为骨之余，龈为胃之络"的理论治疗，无论齿龈肿或不肿，也不分齿痛的部位在何侧，均以"封髓丹"加减，效果良好。热重的加重黄柏，另加知母，减少砂仁；热轻的，素有胃气虚弱疼痛的，加重砂仁，减少黄柏剂量，不加知母。因黄柏、知母既可泻阳明胃与大肠之热，又可补少阴肾水，所以不论胃热上冲或肾水虚的齿痛，均宜服用。同时方中砂仁、甘草有健胃和中的作用，与知母、黄柏合用不致苦寒伤胃阴。

六十六、失眠（心肾不交）案

熬某，女，24岁。1962年11月24日初诊。

自诉失眠已半年多。3年前曾患内外痔疮，经常流血，在重庆市某中医院手术治疗后，仍经常反复出血。近几月因服中药，未见出血情况。但于今年5月以来，出现失眠，每晚只能睡1小时左右，经服中西药治疗无好转。半月前有子宫流血，我院妇科检查后诊为慢性子宫颈炎，子宫异位。经服中药数剂而出血止。但失眠无减轻，每晚睡1小时左右，梦多，头昏，目眩，咽喉干痛，口渴饮热，上半身热，下半身冷，面色赤少神，唇红，舌苔黄白，舌尖红，语言清楚，心累，夜尿多，大便难；月经提前3天、色暗红，8天始净；饮食尚可，六脉近数、左三部沉细、右尺沉弱。

临证思辨： 心肾不交之失眠症。因频年患痔疮，流血过多，心阴受损，不能降君火下交于肾，故现咽喉干痛，舌尖红，上半身热，左手脉沉细近数；又因肾阳虚衰，不能启真水上升以交于心，故现头昏，目眩，尿多，下半身冷，右尺脉弱。从以上各症分析知为心肾不交、水火分离而致失眠症。治疗时如徒泻心火，恐肾阳愈见不振；徒温肾阳，恐火愈张其焰。偏阴偏阳之药均不可偏投，否则有伤阴伤阳之弊。因此拟寒热并用，佐以清滋，而交通心肾之法治之。方用韩飞霞"交泰丸"中之黄连以泻心火，使心火下降而交于肾；肉桂温肾阳，启真水上升而交于心。恐黄连苦寒化燥，肉桂辛温伤阴，故又加角参以滋肾水并泻上焦无根浮游之火。药仅三味，使面面俱到，意在使水升火降，上下交通，达到夜能成寐的目的。

处方：寒热并用，佐以清滋而交通心肾之法（交泰丸《韩氏医通》

加味）。

黄连 6g   肉桂 6g   角参 9g

水煎分 3 次服。

复诊：上方服 1 剂，当晚睡眠增加至 3 小时以上，头昏及咽喉干痛、上半身热、下半身冷等均减，夜尿次数与夜梦也减少，大便仍难，舌脉同前。因上方有效，再用原方加重角参为 24g 以养肾阴；另加蜂蜜 60g 以润肠通便，加甘草 3g 以和中。嘱服 4 剂。已未来门诊。后经访问，诉服上方后，睡眠已恢复正常，夜梦亦少，已无咽喉干痛、上半身热、下半身冷等症状，头昏减轻，小便次数减少，无其他不适。

巴蜀名医遗珍系列丛书